CHR STINA VOORMANN | DR. MED. GOVIN DANDEKAR

Baby-Massage

THEORIE

Ein Wort zuvor 5

BERÜHRUNG IST LEBEN 7

Massage – Nahrung für die Seele 8
Sanft heilen mit Massagen. 9
Berührung = Liebe. 11
Das Wissen der Naturvölker
lebt bis heute weiter 13
Vorteile auf einen Blick 17

Die indische Baby-Massage. 18
Indische Weisheit für Europa 19
Fit nach der Geburt mit Ayurveda 21
Willkommen auf der Erde. 26
Essay: »Es ist wahr…« 28

PRAXIS

ZÄRTLICHE BABY-MASSAGE 31

Öle, Kräuterpasten, Ghee und Hydrolate . . 32
Öle – eine verwirrende Vielfalt 33
Kräuterpasten 36
Das indische Ghee 37
Milde Alternative: Hydrolate. 38

Massage für kleine Persönlichkeiten. 40
Die Lehre von den Doshas. 41
Die »Baby-Doshas« 42
Welcher Dosha-Typ ist Ihr Baby? 43

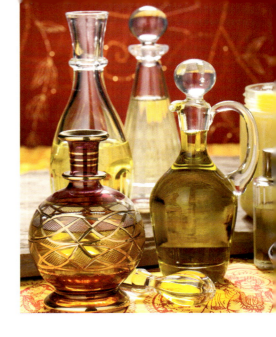

Bevor es losgeht 46
Der passende Rahmen. 47
Vom richtigen Zeitpunkt. 48
Einmal einölen, bitte 49

Massagen für jeden Tag 50
Für alle »Altersklassen« geeignet. 51
Teilmassage für Neugeborene 52
Die Morgenmassage. 54
Die Abendmassage 62
Teilmassage für Krabbelkinder 68
Yoga für die Kleinsten 72
Yoga-Atemübungen 73
Klangschalenzauber 74
Was Ihrem Baby sonst noch gefällt. 75

Babys Beschwerden lindern. 76
Wenn der kleine Bauch schmerzt 77
Das Baby erbricht sich 80
Hilfe bei Erkältung. 80
Sonnenbrand lindern. 82

Inhalt

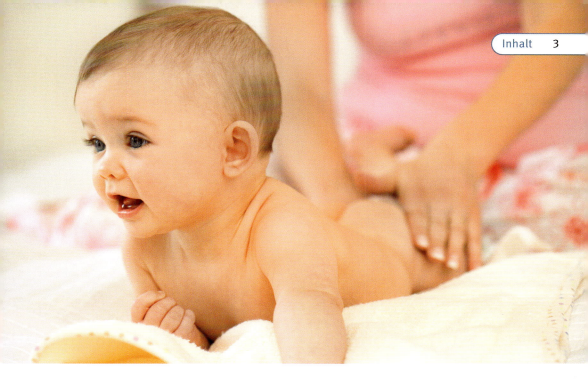

Neurodermitis 82
Erste Hilfe bei Unruhe, Angst & Co 83
Stress lass nach 84
Ölgießen zum Beruhigen 86
Interview: Wenn Mama
Babystress hat 87

GLÜCKLICHE MÜTTER, FROHE BABYS 89

Verwöhnprogramm für Mamas 90
Das Wunder der Geburt 91
Ein stetes Auf und Ab
von Körper und Seele 91
Zeit für sich 93
Balsam für Körper und Seele 94
Schönheitspflege ganz natürlich 100
Für Haut und Haar 101

Zurück zur Figur 104
Sanfte Yogaübungen 106
Ernährung für junge Mütter 108

Stärkende Partnermassage 110
Vorbereitung der Massage 111
Vier starke Öle 112
Fuß- und Beinmassage 113
Empfehlenswerte Öle im Überblick 118

SERVICE

Bücher, die weiterhelfen 122
Adressen, die weiterhelfen 123
Register 124
Impressum 127

DIE AUTOREN

Christina Voormann, Ausbildung an der Berufsfachschule (Massagen, Kosmetik), zahlreiche Ayurveda-Lehrgänge, Gründerin des Ayurveda-Zentrums München. Ayurvedische Wöchnerinnenmassagen in der Frauenklinik des BRK (München), Entwicklung und Herstellung von Naturkosmetik, Öffentlichkeitsarbeit für Gesundheit und Umwelt. Mutter von vier Kindern.

Dr. med. Govin Dandekar, Medizinisches Staatsexamen in Bombay (Ayurvedische Fakultät), 6 Jahre als Arzt und Dozent in Indien; 1965 Promotion an der Universität Heidelberg, Facharzt; seit 1991 Ayurveda-Praxis in Kressbronn (Bodensee); Vater von zwei Kindern.

EIN WORT ZUVOR

Die Sehnsucht nach Berührung, Geborgenheit und Wärme existiert seit Menschengedenken. Kein Wort kann so viel ausdrücken wie eine Geste, die von Herzen kommt. Jeder Mensch braucht liebevolle Berührungen, besonders aber die Kleinsten: die Babys. Was die westliche Wissenschaft in langwieriger Forschungsarbeit jetzt als Grundlage für ein langes, gesundes Leben wiederentdeckt hat, wird in anderen Kulturen seit jeher praktiziert: Baby-Massage ist in Indien und vielen anderen asiatischen und afrikanischen Ländern, aber auch bei den Indianern Nordamerikas seit Jahrhunderten selbstverständlich. Wir Menschen aus der »modernen«, industrialisierten Welt haben dagegen schon fast verlernt, wie viel wir mit einer sanften Berührung geben können. Dabei ist es ganz einfach: Wir brauchen nur etwas Zeit, Liebe und unsere Hände. Dieses Buch will Ihnen dabei helfen, Ihr Baby mit Massagen zu verwöhnen, ihm mit Ihrer liebevollen Berührung einen »Vorrat« an Vertrauen, Liebe und Selbstbewusstsein mitzugeben und damit den Grundstein für ein glückliches, gesundes Leben zu legen. Die Massagen, Tipps und Rezepturen dafür orientieren sich zum Großteil an der alten indischen Gesundheitslehre Ayurveda, deren Ziel es ist, ein langes, zufriedenes und gesundes Leben zu ermöglichen. Ich freue mich deshalb besonders, dass es gelungen ist, Dr. med. Govin Dandekar, einen der wenigen in Europa ansässigen Ayurveda-Ärzte, als Co-Autor zu gewinnen.
Als Mutter von vier Kindern weiß ich um die Gefühle, Ängste und Wünsche einer Frau nach der Geburt. Deshalb war es mir ein tiefes Bedürfnis, auch ein Kapitel in dieses Buch aufzunehmen, das sich ausschließlich dem Wohlbefinden der Mutter widmet. Nicht zuletzt soll dieses Buch auch auffordern und ermutigen: wieder mehr zu streicheln, zu umarmen und zu berühren.

Christina Voormann

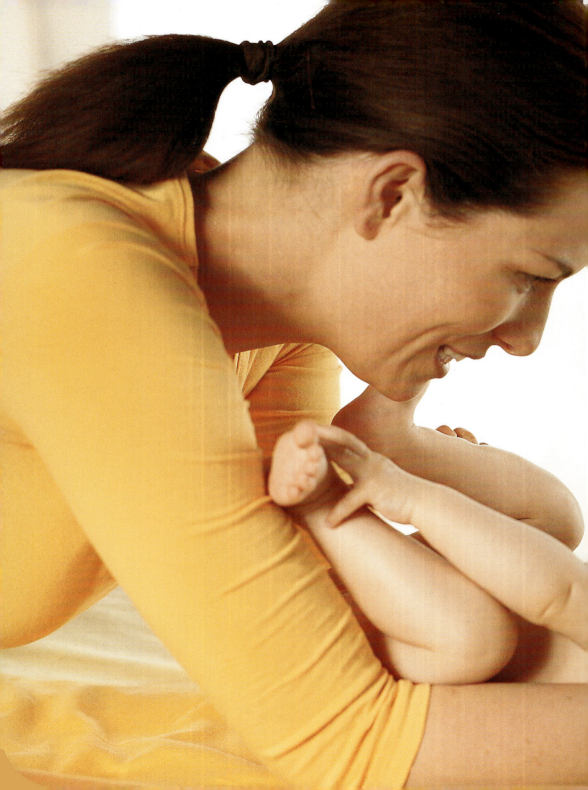

BERÜHRUNG IST LEBEN

Berührtwerden ist viel mehr als nur angenehm: Richtig verabreicht ist es eine Wohltat für Groß und Klein, und für die Allerkleinsten ist es sogar lebensnotwendig.

Massage – Nahrung für die Seele 8
Die indische Baby-Massage 18

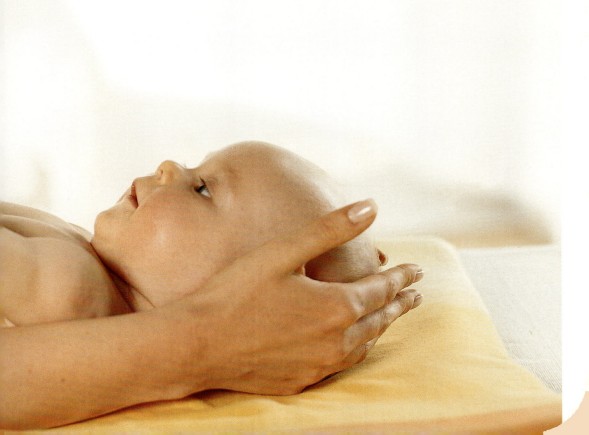

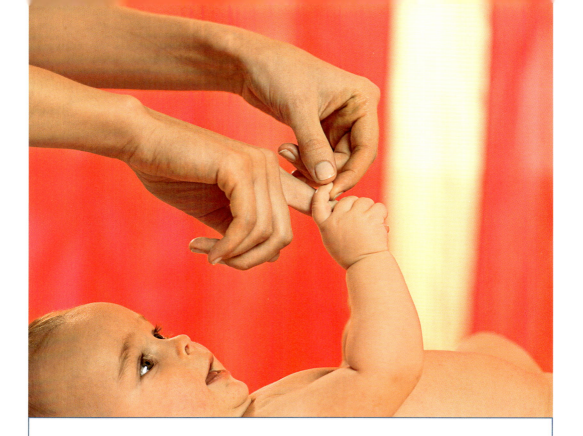

Massage – Nahrung für die Seele

Wer einen anderen sanft berührt, kann damit deutlicher als mit jedem Wort seine Zuneigung zeigen und gleichzeitig Wohlbefinden auslösen. Und inzwischen ist sogar erwiesen, dass Hautkontakt heilen kann. Kein Wunder also, dass seit Hunderten von Jahren gerade in Lebensphasen, in denen Menschen besonders hilfsbedürftig, verletzlich oder erschöpft sind, Massage zur Heilung eingesetzt wird. Doch Massage kann mehr als heilen: Sie bietet den Menschen die Möglichkeit, ihr Bedürfnis nach Körperkontakt und Zuwendung, nach Wärme und Geborgenheit zu befriedigen. Sie erfüllt das tiefe menschliche Bedürfnis, zu berühren und berührt zu werden, sie wirkt über die Haut auf den gesamten Körper und all seine Organe ein. Massage strafft das Gewebe, stärkt die Muskulatur und lindert Schmerzen – und hilft nicht zuletzt der Seele mit einfühlsamen Streicheleinheiten.

Sanft heilen mit Massagen

Lange war die positive Wirkung von Massagen in der westlichen Medizin in Vergessenheit geraten – bis sie vor etwa einhundert Jahren von Georg Groddeck, dem Begründer der Psychosomatik, wiederentdeckt wurde. Er begann damals mit Massagen zu arbeiten und nutzte dabei vor allem die Tatsache, dass die Massage mit allen Sinnen aufgenommen wird: Fühlen und Riechen, Sehen und Hören werden gleichzeitig angesprochen. Massagen lösen aber auch seelisches und körperliches Wohlbefinden aus, der Hautkontakt wirkt stresslösend, die Selbstheilungskräfte des Körpers werden angeregt. Hinzu kommt, dass der Patient durch eine Massage seinen Körper wieder bewusster wahrnimmt.

Die Haut – ein empfindsames Sinnesorgan

Die Haut ist das größte Organ des Menschen – ausgebreitet würde sie eine Fläche von knapp zwei Quadratmetern bedecken, über 500.000 Sinneszellen geben ihre Wahrnehmungen ans Rückenmark weiter. Damit löst die Berührung die tiefste Sinnesempfindung des Menschen aus, stärker als das Riechen, Schmecken, Hören und Sehen. Wie empfindlich das »Medium« Haut ist, wird deutlich, wenn wir auf Reize reagieren: Wir erröten vor Scham, werden blass vor Schreck oder bekommen bei einem unheimlichen Film eine Gänsehaut.

Aber auch in allen Sprachen belegen zahlreiche Redewendungen, wie wichtig uns die Haut ist und welch enger Zusammenhang zwischen unserem seelischen Befinden und der Haut besteht: Man möchte beispielsweise ab und an »aus der Haut fahren«, Erlebnisse können »unter die Haut gehen«, und manchmal wäre es ganz gut, eine »Elefantenhaut« zu haben.

MASSAGEN FÜR ALLE BEDÜRFNISSE

Wer denkt, dass man nur mit einer langwierigen Ausbildung fachkundig massieren kann, hat nicht ganz recht. Soll beispielsweise eine Krankheit geheilt werden, ist natürlich ein ausgebildeter Masseur fast immer die beste Wahl. Wenn Sie mit Ihrer Massage jedoch »nur« erreichen wollen, dass der andere sich wohl fühlt, dann sind Zuneigung, Fingerspitzengefühl und einige Griffe völlig ausreichend.

MASSGESCHNEIDERT
Je nach Diagnose entscheidet der Masseur, welche Massagetechnik am besten geeignet ist, um Wohlbefinden und Gesundheit wiederherzustellen.

Die therapeutische Massage

Sie wird gezielt eingesetzt, um Beschwerden zu lindern oder Krankheiten zu heilen, und ist mittlerweile fester Bestandteil der modernen Medizin. Wer diese Massage durchführen will, muss eine mehrjährige Ausbildung als Krankengymnast oder Physiotherapeut, Masseur oder Heilpraktiker mit entsprechender Qualifikation absolviert haben, da grundlegende Kenntnisse über die Anatomie und die physiologischen Vorgänge im menschlichen Körper für die Behandlungen dringend erforderlich sind.

Die kosmetische Massage

Wer eine Berufsfachschule für Kosmetik besucht, erwirbt dort Kenntnisse kosmetischer oder gesundheitsfördernder Massagen, die jedoch ausschließlich der allgemeinen Gesundheits- und Schönheitspflege dienen. Absolventen einer solchen Schule sind ebenso wie Teilnehmer eines speziellen Massagekurses nicht berechtigt, therapeutische Massagen anzubieten. Das schließt jedoch nicht aus, dass Sie sich nach einer Behandlung gleich viel wohler in Ihrer Haut fühlen können.

HÄUFIG VERWENDETE MASSAGEGRIFFE

Streichen: Es kann anregend oder entspannend wirken – je nachdem, wie schnell und mit wie viel Druck über die Haut gestrichen wird. Besonders positiv wirkt sich das Streichen mit der flachen Hand auf den Lymphfluss aus.
Reiben: Dabei wird mit der Daumenkuppe oder dem Handballen etwas Druck ausgeübt und in kleinen Kreis- und Spiralbewegungen massiert. Mit Reibungen können Sie Muskelschmerzen lindern und Verspannungen lösen.
Kneten: Bei dieser Technik wird das fleischige Muskelgewebe wie ein Kuchenteig bearbeitet; eine größere Hautpartie wird zwischen die Fingerspitzen genommen, gepresst, gedrückt und gerollt. Eine Knetmassage wenden Sie an, um Muskeln weicher zu machen und das Gewebe kräftig durchzuarbeiten.

Berührung = Liebe

Liebevolle Berührung braucht jeder Mensch, doch besonders in den ersten Lebensmonaten ist Körperkontakt lebenswichtig. Er stärkt das Selbstbewusstsein des Kindes, da es über den Körperkontakt hautnah erfährt, dass es geliebt wird. Kinder, die bei ihrem Start ins Leben viel berührt und gestreichelt werden, können sich später anderen besser mitteilen und erleben glücklichere Beziehungen – wie verschiedene aktuelle Studien bestätigen.

AUCH PAPA IST GEFRAGT

Die Baby-Massage sollte nicht ein Privileg der Mütter sein. Die väterliche Massage stärkt die Bindung zwischen Papa und Baby und vermittelt dem Kind die Erfahrung, dass auch ein Mann sanft, liebevoll und zärtlich sein kann. Besonders schön ist es für das Kind, wenn sich Mama und Papa beim täglichen entspannenden Massage-Ritual abwechseln.

Warum Babys berührt werden wollen

Der Mutter möglichst nahe sein, das ist gerade in den ersten Lebensmonaten für die gesunde körperliche, geistige und seelische Entwicklung des Babys von großer Bedeutung; schließlich prägen die Erlebnisse dieser Monate einen Menschen für sein gesamtes späteres Leben. So konnte in verschiedenen Studien nachgewiesen werden, dass der Ursprung von Haltungsschäden, Essstörungen, Komplexen oder Ängsten durchaus in dieser kurzen frühkindlichen Phase liegen kann. Ein Vertreter dieser Theorie ist der bekannte englische Humanwissenschaftler Ashley Montagu. Er beschrieb in seinem 1971 erschienenen Buch »Körperkontakt« (siehe Seite 122) eindringlich, wie wichtig der Hautkontakt nach der Geburt ist. Montagu geht sogar noch einen Schritt weiter, wenn er behauptet, dass Menschen, die in ihrer Kindheit zu wenig Liebe und Zuwendung erfahren haben, als Erwachsene nur noch eingeschränkt empfindungs- und liebesfähig sind.

Massagen machen Babys zufrieden und gesund

Doch nicht nur später im Erwachsenenalter bringt der enge Körperkontakt, der bei der Massage zwischen Eltern und Kind entsteht, Vorteile. Untersuchungen haben ergeben, dass regelmäßig massierte Babys weniger weinen als ihre nicht massierten Altersgenossen. Sie sind außerdem aufgeschlossener und umgänglicher, und sogar ihre motorische Entwicklung wird durch die gezielten

Berührungen positiv beeinflusst. Mit Massagen kann aber auch Kindern geholfen werden, die unter Krankheiten leiden: Die regelmäßige Entspannungsmassage – am besten von den Eltern des Kindes verabreicht – hilft dem kranken Kind Ängste abzubauen, die häufig eine Krankheit verschlimmern und sogar eine Heilung verhindern können. Natürlich gibt es auch hier Ausnahmen; in manchen Fällen schließt die Krankheit sogar eine Massage aus. Deshalb sollten Sie, bevor Sie Ihr krankes Kind massieren, zuerst mit Ihrem Kinderarzt sprechen.

Starthilfe für »Frühchen«

Wenn Kinder zu früh geboren werden, neigt man bei uns dazu, mit aller zur Verfügung stehenden Technik die fehlende Zeit im

---

GU-ERFOLGSTIPP TROCKENE UND HOCH SENSIBLE HAUT PFLEGEN

Seit ein paar Jahren weisen viele Neugeborenen ein extrem trockenes, hypersensibles Hautbild auf. Die konkrete Ursache für diese »Pergamenthaut« ist bislang nicht bekannt; grundsätzlich jedoch basiert trockene Haut auf einer zu geringen Produktion bestimmter Hautfette (Lipide) und einem Mangel an hauteigenen Feuchthaltefaktoren. Beide müssen ersetzt werden, um den aus der Balance geratenen Hautzustand zu normalisieren. Pflegeprodukte mit hohem Wasseranteil sind dazu nicht geeignet, da Wasser die Haut in der Regel noch mehr austrocknet (Ausnahme: Thermalwasser). Verzichten Sie also auf Produkte mit

> hohem Wassergehalt,
> Alkohol und
> ätherischen Ölen.

Greifen Sie stattdessen zu

> feuchtigkeitshaltigen Fettsubstanzen wie Shea- oder Mangobutter, Kokosöl oder Cupuacu-Öl,
> Olivenöl, das einen hohen Gehalt an Ölsäure hat und gut für trockene Haut ist, und
> südamerikanischem Maracuja-Öl mit seinen zusätzlich beruhigenden Inhaltsstoffen.
> Für extrem trockene und sensible Haut hat sich Johannisbeersamen-Öl gut bewährt.

Verwöhntipp: Mischen Sie Thermalwasser ins Badewasser und massieren Sie Ihr Baby anschließend mit diesem Spezialbalsam: 50 ml Olivenöl, 10 ml Weizenkeimöl, 10 ml Mandelöl, 10 g Kokosöl, 5 g Sheabutter, 3 g Mangobutter und 2 Tropfen Sanddornfruchtfleisch-Öl im Wasserbad erwärmen und mischen. Luftdicht verschlossen unter 25 °C aufbewahren.

Mutterleib zu »ersetzen«. Selbstverständlich hat der Einsatz der Technik in vielen Fällen seine Berechtigung – schließlich wurden so schon viele Leben gerettet.

Trotz aller Technikbegeisterung sollte man aber nicht ganz vergessen, dass es auch Alternativen gibt, den Kleinen beim Wachsen zu helfen. Auch hier ist es wieder die Berührung, die so positiv wirkt; jene unglaubliche Kraft, die immer noch oft vergessen wird. Dabei kann eine kleine Berührung so viel bewegen: Es ist nämlich längst auch wissenschaftlich erwiesen, dass »Frühchen«, die täglich massiert werden, viel rascher zunehmen als Frühgeborene ohne Hautkontakt. Doch in den Kliniken tut sich etwas. Immer häufiger haben Eltern die Gelegenheit, ihr frühgeborenes Kind möglichst viel zu berühren, zu streicheln und Haut auf Haut zu spüren. Dieser Körperkontakt kann für die Winzlinge sogar lebensrettend sein.

Das Wissen der Naturvölker lebt bis heute weiter

Seit eh und je massieren Menschen einander. Und auf den ersten Blick hat sich gar nicht so viel geändert: Früher war diese Körperbehandlung vor oder nach einem Kriegszug, einer Jagd oder einem sportlichen Wettkampf üblich – und auch heute werden Sportler massiert. Doch eins ist heutzutage grundsätzlich anders: Massagen sollen nicht nur Krankheiten vorbeugen oder heilen, sondern den Körper fit und geschmeidig erhalten – und natürlich Leib und Seele wohltun.

Kinder sind die Zukunft der Menschheit

Bei vielen Naturvölkern Afrikas und Amerikas kennt man schon seit Jahrhunderten die heilende Wirkung des Körperkontakts, und vielerorts hat sich dieses Wissen dort bis heute erhalten: Gerade die Kleinsten werden ständig am Körper getragen und verbringen so fast den ganzen Tag Haut an Haut mit ihrer Mutter. »Die Kinder sind unsere Zukunft – sie sind uns nicht nur lieb und teuer, sondern sie sind uns heilig. Sie sind der Schatz der Nation, und sie sind unsere Hoffnung, denn in ihnen werden wir

BESCHWERDEN LINDERN
Bei welchen häufig auftretenden Beschwerden Massagen Ihrem Baby helfen können, erfahren Sie ab Seite 76.

weiterleben. Die Lakotakinder kommen mit einem Lächeln und nicht mit einem Schrei auf die Welt. Nach der Geburt wird das Baby ganz sacht auf den Händen gehalten, und dann bläst man vorsichtig Luft in die Nase. Darauf niest das Kind seine Atemwege frei. (Milo Yellow Hair, Lakota-Sioux).

Das Pine Ridge Reservat der Lakota-Indianer liegt in Süddakota, USA. Bemerkenswert ist bei den indianischen Kulturen generell der Umgang mit Kindern. So war es früher selbstverständlich, dass sofort nach der Geburt für Mutter und Kind – ähnlich wie in der ayurvedischen Tradition (siehe Seite 18 ff.) – ein ausgiebiges Erholungs- und Verwöhnprogramm startete, das seit einigen Jahren auf Initiative eines panindianischen Hebammenverbandes wieder praktiziert wird.

Bei den Lakota halfen aber nicht nur Mutter, Großmutter und die Hebamme (indianisch »Hoksiicu«, »Die das Kind holt«), sondern auch noch die meistgeachtete und charakterfesteste Frau des Stammes. Sie kümmerte sich vorwiegend um das Neugeborene, da man überzeugt war, dass ihre guten Eigenschaften sich positiv auf die persönliche Entwicklung des Babys auswirken würden. War das Neugeborene ein Mädchen, so war es Aufgabe der Hebamme, die gesamte Kindheit zu überwachen und das Mädchen auf seine Frauenrolle vorzubereiten. Unmittelbar nach der Geburt wurde die Nabelschnur mit einem Steinmesser durchtrennt. Nachdem die indianische Hebamme das Neugeborene gesäubert

DAS BABY NÄHREN

»Ein Kind mit Berührungen zu füttern, seine Haut und seinen Rücken zu nähren, ist ebenso wichtig, wie seinen Magen zu füllen.«
(F. Leboyer)

EIN GEWINN FÜR ELTERN UND KINDER

Massagen können auch eine Wohltat für den sein, der sie ausführt: Vor allem für die Eltern kranker Kinder ist diese Form der Zuwendung besonders schön, da sie sonst eher schwierige Aufgaben zu erfüllen haben: Sie müssen darauf achten, dass ihr Kind eine Diät einhält, bestimmte Medikamente einnimmt oder sein Leben aufgrund der Krankheit stark einschränkt. Bei der Massage dagegen geht es nur um eines, nämlich ums Wohlfühlen und Genießen – und das ist ein ganz neues Gefühl für beide Seiten.

hatte, wurde auch hier das Kind mit fetten Substanzen eingerieben, die vor allem aus Bären- und Wolfsfett gewonnen wurden. Zur täglichen Babypflege gehörte neben diesen Einreibungen aber auch das Baden mit verschiedenen Kräutersubstanzen, die das Kind von Krankheiten reinigen und es davor schützen sollten. Vor dem Bad wurde der kleine Körper mit einem Kräuterpulver aus Indianernessel und Pilzen eingerieben.

Mamas Nähe schenkt Geborgenheit

Die meiste Zeit über befand sich das Kind direkt am Rücken der Mutter in einer kunstvoll verzierten Babytrage. Musste die Mutter arbeiten, so hing das Kleine in seiner Trage immer in ihrer Nähe an einem Baum, wo der Wind es sachte hin- und herschaukelte. War ein Kind erkrankt, wurden neben Kräutermixturen vorrangig Zuwendung und Körpernähe als Heilmittel eingesetzt. Hatte das Baby oder Kleinkind Kopfschmerzen, so hielt die Mutter ihre Stirn gegen den Kopf des kleinen Kindes, um durch Konzentration den Schmerz auf ihren Körper zu übertragen. Hatte ein Baby Schnupfen, träufelte die Mutter einige Milchtropfen in die kleinen Nasenlöcher. Damit wurde der Niesreiz ausgelöst, was das Näschen für einige Zeit vom lästigen Schleim befreite.

Die vorangegangenen Beschreibungen zeigen, dass die Indianer Nordamerikas – wie die Inder – etwas Entscheidendes erkannt hatten: Die Kinder sind heilig, und sie sind die Zukunft eines Volkes – eines jeden Volkes.

Traditionelle Naturheilkunde

Und dann ist da noch die Naturheilkunde, die fast überall auf der Welt eine lange Tradition hat. Bereits im 17. Jahrhundert gab es beispielsweise bei den nordamerikanischen Indianern ein ausgeklügeltes Gesundheitssystem, in dem ihr umfangreiches Wissen

MASSIEREN – VOR ALLEM EINE FRAGE DES INSTINKTS

Sie sind sich nicht sicher, ob Sie bei einer Massage alles richtig machen würden? Keine Sorge, jeder Mensch verfügt über die angeborene Fähigkeit, mit seinen Berührungen zum Wohlbefinden oder sogar zur Heilung anderer beizutragen. Diese Begabung kommt meist unbewusst zum Einsatz, etwa wenn wir unser Gegenüber mit kleinen Gesten oder Berührungen beschwichtigen oder trösten. Aber auch bei einer entspannenden oder anregenden Massage greifen wir intuitiv auf diese natürliche Fähigkeit zurück, wodurch »Laienmassagen« nicht nur sehr angenehm sind, sondern auch heilend wirken können.

im Bereich der Kräuterheilkunde, aber auch verschiedene Reinigungsverfahren angewandt wurden. Dazu gehörten unter anderem auch die tägliche Massagen bei Kindern und Erwachsenen.

Doch auch im Orient und vor allem in Indien gibt es eine lange Massagetradition. Die Inder waren schon vor etwa 2500 Jahren überzeugt, dass die Massage – neben einer gesunden, ausgewogenen Ernährung, regelmäßiger körperlicher Betätigung und der Anwendung verschiedener Entspannungsmethoden – ein wichtiges Heilmittel und ein Garant für ein gesundes Leben sei. Mehr über die Tradition der Massage in Indien erfahren Sie ab Seite 18.

Und in der westlichen Welt?

In Europa war das Wissen um die Vorteile der Massage in Vergessenheit geraten – kein Wunder, wurde doch die natürliche Sehnsucht des Menschen, zu berühren und berührt zu werden, in vielen Ländern lange unterdrückt. Doch nicht nur die Massage, auch das Wissen um Naturheilmittel oder andere Körpertherapien schien seit dem Mittelalter verloren, was offensichtlich am starken Einfluss des Christentums lag, das in dieser Zeit mit einer ausgeprägten Körperfeindlichkeit einherging. Zwar ist inzwischen in den meisten Regionen die Zeit der übertriebenen Prüderie vorbei. Doch selbst viele moderne Menschen haben auch heute noch Probleme, mit Berührungen umzugehen. Trotzdem hat man sich in Europa vor etwa 100 Jahren wieder intensiver den vorbeugenden und heilenden Möglichkeiten der Massage zugewandt, und auch die Naturheilkunde hat inzwischen eine Art Wiedergeburt erlebt.

Fitness und Gesundheit sind in unserer Gesellschaft wichtig – ein trainierter Körper wird mit Dynamik und Kraft gleichgesetzt. Man hat keine Angst, sich dafür an metallenen Geräten zu betätigen. Dagegen wirkt die Hand auf der nackten Haut auf viele Menschen unangenehm oder gar peinlich. Groß sind die Ängste, dass durch eine Geste etwas aufgebrochen werden könnte, was man lieber im Verborgenen hält. Ein Beleg dafür, dass die Haut auch heute noch oftmals ausschließlich als Hülle betrachtet wird, die alles andere »zusammenhält«.

MIT ANLEITUNG
Die Zeiten ändern sich – und damit das Bewusstsein: Auch bei uns bieten immer mehr Hebammenpraxen und ähnliche Einrichtungen Kurse für werdende und junge Mütter an. Dort können Sie einfache Griffe für die Baby-Massage kennenlernen.

Massage – Nahrung für die Seele   17

OFT GEFRAGT

Vorteile auf einen Blick

Es ist wahrlich kein Wunder, dass die Baby-Massage auch bei uns immer populärer wird. Schließlich bringt sie für Kind und Eltern nur Vorteile mit sich:

> Wer sein Baby von Anfang an massiert, hilft ihm dabei, die »Erinnerungen« an die Geburt besser zu verarbeiten.

> Baby-Massage beeinflusst die Beziehung zwischen Eltern und Kind positiv, da das Kind die Liebe der Eltern buchstäblich am eigenen Leibe spürt und sich dadurch rundum behütet und geborgen fühlt.

> Ein regelmäßiges Massage-Ritual fördert später die Fähigkeit der Kinder, Beziehungen einzugehen und sich auf andere Menschen einzulassen.

> Wer Babys massiert, tut ihrem Immunsystem und der hormonalen Stressabwehr im späteren Kinder-, Jugend- und Erwachsenenalter etwas Gutes.

> Baby-Massage mildert Allergien (hat sich auch bei Neurodermitis bewährt) und festigt zudem Haut und Gewebe.

> Sie wirkt entblähend und lindert so Bauchweh. Spezielle Anwendungen lernen Sie auf Seite 79 kennen.

> Sie stärkt die Muskulatur und verbessert die Koordinationsfähigkeit des Körpers.

> Massage fördert die körperliche und geistige Entwicklung zu früh geborener Babys.

PURE ENTSPANNUNG
Als immer wiederkehrende Ruheinsel tut der regelmäßige Massagetermin nicht nur dem Baby gut, sondern auch den Eltern. Schließlich ist das Leben mit einem Neugeborenen mitunter ziemlich anstrengend.

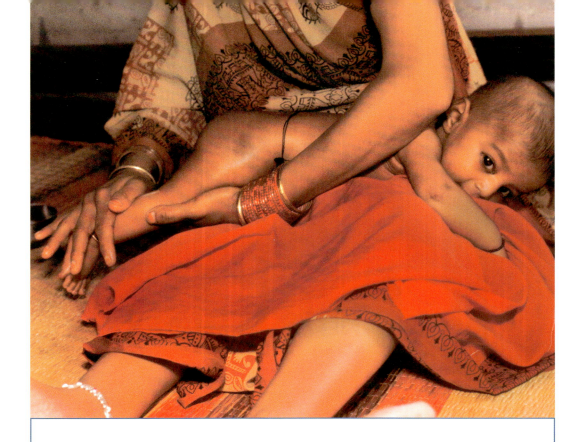

Die indische Baby-Massage

Woran denken Sie, wenn die Sprache auf Indien kommt? An seine jahrtausendealte Geschichte, die sich in prachtvollen Maharaja-Palästen und grandiosen Tempeln widerspiegelt, oder den majestätisch dahinfließenden Ganges, den heiligen Fluss der Hindus, zu dem jedes Jahr Tausende von Gläubigen strömen, um sich in seinen Wassern von ihren Sünden reinzuwaschen? Vielleicht sind es aber auch der Dschungel, die Tiger und Elefanten? Oder Sie erinnern sich an Mowgli, das Dschungelkind?

Die wenigsten werden jedoch bei Indien an Wissenschaft und Gesundheit denken – dabei gibt es gerade hier erstaunlich viel, was der indische Subkontinent dem Abendland vermitteln kann.

Es ist dabei vor allem eine Lehre, von der wir Europäer profitieren und lernen können: der Ayurveda. Wer beim Wort Ayurveda zuerst einmal an Wellness denkt, wie es in unseren Breiten häufig dargestellt wird, liegt völlig falsch. Der Ayurveda ist eine ganzheitliche Gesundheitslehre für Jung und Alt.

Indische Weisheit für Europa

Eine indische Gepflogenheit, die es auf jeden Fall wert ist, beachtet zu werden, ist beispielsweise die traditionelle Behandlung von Müttern und Babys nach der Entbindung. Das Ritual der indischen Baby- und Wöchnerinnenmassage basiert auf ayurvedischen Prinzipien. Ayurveda – jene uralte indische Gesundheitslehre – hat sich in den letzten Jahren auch bei uns in Deutschland als alternative Heilkunde etabliert.

Ein Europäer mit indischen Vorbildern

Seit einigen Jahrzehnten wächst bei uns in Europa das Interesse am Ayurveda und damit auch das Wissen um die uralte indische Heilkunde ständig. Dabei ist es vor allem dem französischen Gynäkologen Frédérick Leboyer zuzuschreiben, dass einige Aspekte der indischen Frauen- und Kinderheilkunde bei uns Einzug hielten und bekannt wurden.

Viele kennen sein Buch »Sanfte Hände«, in dem er mit eindrucksvollen Bildern und poetischen Texten die indische Baby-Massage vorstellt (siehe Seite 122).

Der Hintergrund: Nachdem Leboyer mehrere Jahre in Indien verbracht und die Traditionen dort studiert hatte, veröffentlichte er in den frühen 70er-Jahren des vergangenen Jahrhunderts ein Buch, in welchem er seine philosophischen Betrachtungen über die Geburt und

AYURVEDA – WAS IST DAS?

Das indische Wort »Ayurveda« besteht aus den beiden Sanskritwörtern »Ayus« und »Veda«, die wörtlich übersetzt »Leben« und »Wissen« bedeuten. Deshalb wird Ayurveda auch häufig als »Wissen vom gesunden Leben« übersetzt. Der Ayurveda ist eine Lebensphilosophie, die bereits vor Jahrtausenden schriftlich überliefert wurde. Die darin enthaltene Gesundheitslehre liefert Informationen zu allen Bereichen des Lebens; das einzige Ziel ist die Erhaltung und Wiedererlangung von Gesundheit.

die ersten Monate im Leben eines Menschen darlegte. Es sind die Einfachheit und die Liebe in Leboyers Worten und Bildern, die damals in manchem Kreißsaal und in vielen Kinderzimmern eine kleine Revolution auslöste, welche bis heute nachwirkt.

Typgerechte Behandlungen

Im Ayurveda werden die gesundheitsfördernden Maßnahmen, zu denen unter anderem Ernährung, Kräuterheilkunde, Entspannungs- und Körperübungen zählen, auf den jeweiligen Konstitutionstyp eines Menschen abgestimmt. Dabei wird außerdem berücksichtigt, in welcher Region er wohnt und welchen Klima- und Umweltbedingungen er dadurch ausgesetzt ist. So findet man innerhalb der ayurvedischen Tradition selbst im Ursprungsland Indien die unterschiedlichsten Varianten: Im Norden kennt man andere Praktiken als im Süden, im Himalaja hat der Mensch andere Regeln zu beachten als in einer subtropischen Region.

AYURVEDA AUF EINEN BLICK

> Die indische Gesundheitslehre Ayurveda hat nichts mit bestimmten Religionen oder Ideologien zu tun, sie ist also nicht, wie häufig angenommen, als reine Hindu-Medizin zu sehen. Ihr Ziel ist es vielmehr, jedem einzelnen Menschen einen Weg zu vollkommener Gesundheit zu zeigen. Dabei werden Körper, Geist und Seele als untrennbar miteinander verbundene Einheit verstanden.

> Im Ayurveda geht man davon aus, dass sowohl die äußeren Bedingungen als auch der individuelle Konstitutionstyp eines Menschen bestimmen, welche Maßnahmen seiner Gesundheit zuträglich sind und folgerichtig angewandt werden. Deshalb wird im Ayurveda vor Beginn einer Behandlung festgestellt, wie stark die drei Lebenskräfte – die so genannten Doshas Vata, Pitta und Kapha – beim jeweiligen Patienten zum Tragen kommen (mehr über die Tridoshalehre, die dem Ayurveda zugrunde liegt, erfahren Sie ab Seite 41). Denn die Zusammensetzung der Doshas bestimmt die Stärken, Schwächen und die Anfälligkeit für Krankheiten und weist auf Möglichkeiten hin, darauf zu reagieren. Kennt der ayurvedische Arzt die Konstitution eines Menschen, kann er aus der Vielfalt der ayurvedischen Behandlungsmöglichkeiten die typgerechte, richtige Auswahl treffen.

Deshalb ist es nicht möglich, ayurvedische Methoden einfach ohne Rücksicht auf die äußeren Umstände zu übernehmen und anzuwenden. Von diesen Vorgaben abgesehen, ist im Ayurveda im Grunde genommen (fast) alles erlaubt, wenn die Behandlung auf die Person, ihre Umgebung und die jeweilige Situation abgestimmt ist. So bildet diese undogmatische Lehre für jeden Menschen weltweit bemerkenswerte Ansätze für eine sinnvolle, individuelle Gesundheitspflege. Nachdem sie sich in Nord und Süd, Ost und West über Jahrhunderte bewährt hat, verdient es die indische Gesundheitslehre Ayurveda, nun endlich auch im Abendland als altehrwürdige Wissenschaft anerkannt zu werden.

Damit aber wirklich jeder Mensch davon profitieren kann, reicht es nicht aus, den originalgetreuen indischen Ayurveda zu kopieren: Vielmehr muss bei uns ein »europäischer Ayurveda«, angepasst an westliche Verhältnisse, praktiziert und schließlich als sinnvolle Ergänzung zur modernen Medizin eingesetzt werden.

Fit nach der Geburt mit Ayurveda

Es sind nicht nur Tausende von Kilometern, die eine europäische Mutter von einer indischen trennen. Ebenso wichtig ist die Tatsache, dass beide unter völlig verschiedenen Lebensumständen und in unterschiedlichen Kulturkreisen leben. Und auch wenn die »andere« Kultur noch so faszinierend ist, so lassen sich doch Traditionen nicht ohne Weiteres von einer Frau auf die andere übertragen. Hinzu kommt, dass die Menschen in Indien ein anderes Körperverständnis haben als wir Europäer, denn sie gehen mit ihrem Körper sehr viel bewusster um. Deshalb können wir eine Gesundheitslehre wie den Ayurveda nicht einfach eins zu eins übernehmen. Wir können jedoch einzelne Aspekte herausgreifen, die für uns von Nutzen sind, und versuchen, den Ayurveda unseren Verhältnissen sanft »anzupassen«.

Sie erfahren deshalb auf den folgenden Seiten, wie die Behandlung von Mutter und Neugeborenem in Indien in der Regel abläuft. Ab Seite 32 bekommen Sie schließlich Anregungen, genaue Anleitungen und viele Tipps, wie eine ähnliche Behandlung für eine europäische Mutter und ihr Baby aussehen könnte.

AUF INS NEUE LEBEN
Schwangerschaft und die Geburt eines Kindes sind mit die aufregendsten Erlebnisse im Leben einer Frau. Gönnen Sie Körper, Geist und Seele genug Zeit und vor allem Ruhe, um sich an die (noch) unbekannte Situation zu gewöhnen. Das erleichtert Ihnen und Ihrem Baby den Start in einen neuen, wunderbaren Lebensabschnitt.

INS GLEICHGEWICHT ZURÜCKFINDEN

In den ersten zehn Tagen nach der Geburt versucht man mit bestimmter Ernährung und Massagen das stark vermehrte Vata (eines der drei energetischen Hauptprinzipien), das durch Schmerzen und Anstrengung der Geburt ausgelöst wurde, wieder zu regulieren.

Verwöhnprogramm für junge Mütter

Wie alle Ayurveda-Anwendungen ist auch das »Behandlungsprogramm« für Wöchnerinnen in Indien regional untschiedlich. Doch die Baby- und Wöchnerinnenmassage hat hier überall eine lange Tradition. Von Generation zu Generation wird das Wissen unverfälscht weitergegeben, von der Mutter an die Tochter, vom Meister an den Schüler. Ausführliche Hinweise zur Durchführung sind bereits in alten Schriften nachzulesen. Während jedoch die indischen Ärzte Susruta (etwa 600 v. Chr.) und Vagbatha (etwa 700 n. Chr.) eine Behandlungsperiode von 45 Tagen nach der Geburt für angemessen hielten, gehen spätere Schriften von 30 Tagen aus. Grundsätzlich aber sind sich die alten Gelehrten einig, dass Mütter nach der Geburt etwa sechs Monate benötigen, um ihre ursprüngliche Vitalität wiederzuerlangen. Um ihren Körper dabei zu unterstützen, müssen die Frauen während dieser Zeit strikte Anweisungen in Bezug auf Ruhe und Ernährung einhalten. Außerdem werden täglich Massagen sowie andere Anwendungen verabreicht (siehe Kasten rechts).

Auch für eine mentale Erholung der Wöchnerin wird gesorgt: Die Anweisungen lauten, dass die frischgebackene Mutter sich in dieser Zeit ausschließlich angenehmen Gedanken hingeben sollte, da dies die Wiedererlangung der Kräfte von innen heraus unterstützt. Damit sie sich völlig entspannen kann, werden ihr Arbeiten des täglichen Lebens in den Wochen nach der Geburt abgenommen, und sie wird liebevoll betreut. Dafür sind zum einen natürlich die Familienmitglieder, zum anderen aber auch speziell ausgebildete Frauen, die so genannten »Dais«, zuständig. Behandlungen, wie sie auf den folgenden Seiten beschrieben werden, sind in Indien nach jeder Geburt unabhängig vom sozialen Status der Familie üblich.

Rundumpflege auf indisch

In Indien ist es heute nach wie vor weithin üblich, dass die junge Mutter unmittelbar nach der Entbindung, genauer gesagt nach dem Austreiben der Plazenta, eine Bauch- und Rückenmassage erhält. Diese Anwendung soll Muskelschmerzen lindern und das

Gewebe festigen. Dafür verwendet man entweder Kurkumaöl (Gelbwurzöl), Bala-Öl (wird in Indien sowohl für die Wöchnerinnen- als auch für die Baby-Massage gern benutzt) oder Ghee (siehe Seite 37 f.).

Nach der Massage wird die junge Mutter gewaschen oder, wenn sie schon kräftig genug ist, gebadet, wobei dem Badewasser antiseptische und wundheilende Kräuter und Mischungen beigegeben werden. Nach dem Abtrocknen bekommt sie dann drei zitronengroße, geröstete, süße Kräuterbällchen zu essen. In manchen Regionen gibt es nach dem Bad sogar einen Kräuterlikör – natürlich nur in kleiner Menge. Sowohl Likör als auch Bällchen enthalten unter anderem Kurkuma, Bischofsweed, Knoblauch, Ingwer und Kreuzkümmel, die allesamt die Reinigung und schnellere Rückbildung der Gebärmutter fördern.

Anschließend atmet die Mutter den Rauch brennender Heilpflanzen ein. Dafür werden milchbildende, blutreinigende und entblähende Kräuter verwendet, wie zum Beispiel die Indische Myrrhe, Kostwurz oder Aloeholz. Als Abschluss der Behandlung trinkt die Frau eine Fleischbrühe von Hammel oder Ziege und isst ein medizinisches Reisgericht, das ebenfalls mit einer Auswahl ganz bestimmter Kräuter gewürzt wurde.

Ab dem dritten oder vierten Tag nach der Geburt geht die Behandlung weiter: Jetzt wird die Mutter täglich mit belebenden Kräuterölen massiert, um ihre Regeneration möglichst effektiv zu unterstützen.

Erholung geht (auch) durch den Magen

An diesen Beispielen ist schon zu erkennen, dass von Anfang an großer Wert auf eine spezielle Ernährung im Wochenbett gelegt wird: Die jungen Mütter essen Ghee, Reis, Früchte, Möhren, gekochtes Gurkengemüse und Flaschenkürbis sowie einige andere Gemüse- und Obstsorten, die nicht nach Europa exportiert

MASSAGEN FÜR WÖCHNERINNEN

Die regelmäßige Massage nach der Entbindung ist eine wichtige und sinnvolle Gesundheitsvorsorge. Diese Wöchnerinnenmassage

> hilft dem Körper der Frau, sich wieder selbst zu regulieren,
> beschleunigt die Gebärmutterrückbildung,
> reguliert den Lymphfluss,
> stimuliert die Milchbildung,
> strafft Haut und Gewebe,
> aktiviert den Stoffwechsel,
> vermittelt Zuwendung,
> beugt Wochenbettdepressionen vor.

werden und daher bei uns so gut wie unbekannt sind. Getrunken wird vor allem Milch. Reis, Ghee und Milch werden mit ayurvedischen Gewürzmischungen angereichert, von denen eine »Panchakola« heißt, was »fünf scharfe Gewürze« bedeutet. Diese Mischung enthält Ingwer, Bleiwurz sowie Wurzel, Blätter und Rinde des »langen Pfeffers«. Langer Pfeffer ist ein indisches Gewürz, das unter anderem die Verdauung fördert. Eine andere Gewürzmischung, »Laghu-panchamoola«, soll der Frau Kraft spenden.

Die Mischung macht's

Der Ayurveda empfiehlt, dass junge Mütter in den Wochen nach der Geburt vorwiegend süße und saure Nahrungsmittel essen sollten. Doch was genau jede Frau nach der Entbindung zu sich nehmen sollte, lässt sich auch hier nicht pauschal sagen; schließlich wird diese Ernährung individuell auf den Konstitutionstyp der Mutter und verschiedene äußere Einflüsse abgestimmt (siehe Seite 20 f.). Es gibt jedoch einige allgemeine Richtlinien und Rezepte für die sinnvolle Ernährung nach der Geburt, die für alle Frauen gleichermaßen gelten (siehe Seite 108 f.).

Sechs Wochen »Schonfrist«

Sechs Wochen lang werden nun täglich Massagen und stärkende Anwendungen durchgeführt. Ab dem dritten Tag darf die Mutter kleinere Körperübungen machen, allerdings ohne sich dabei anzustrengen. Ab dem zehnten Tag wird zusätzlich ein tägliches Reinigungsbad zelebriert.

Während der gesamten sechswöchigen Schonphase sollte die Frau nicht reisen, sich keiner Anstrengung aussetzen und den Kontakt zu kranken Personen meiden. Ein Schlaf unter Tags ist jetzt nicht erlaubt – nicht einmal ein kleines Nickerchen – und vor Völlerei wird gewarnt.

Geborgenheit für Mutter und Kind

In der ersten Woche nach der Geburt halten sich Mutter und Kind in einem abgedunkelten Raum auf, abgeschirmt von der Hektik der »Außenwelt«. Selbst dem Vater und Ehemann wird

---

SCHÖN WEICH

Viele Hautschmeichler, wie zum Beispiel Shea-Butter, haben eine feste Konsistenz und lassen sich deshalb nicht sehr gut verteilen. Um die Streichfähigkeit zu erhöhen, können Sie diese Produkte ohne Weiteres mit einem Öl vermischen; die Sheabutter muss dazu vorab im Wasserbad verflüssigt werden. Sie erhalten einen haltbaren Verwöhnbalsam mit hohem Vitamin-E-Gehalt.

erst nach einigen Tagen der Zutritt zu seinem Baby und seiner Frau erlaubt. Das ist gerade in unserem Kulturkreis kaum zu verstehen, scharen sich doch hier Freunde und Verwandte bereits unmittelbar nach der Geburt um den neuen Erdenbürger und die frisch gebackene Mutter.

Im traditionellen Ayurveda werden Mutter und Kind jedoch ganz bewusst allein gelassen. Auf diese Weise haben beide die Möglichkeit, sich langsam aneinander und an die neue Situation, in der sie sich von nun an befinden, zu gewöhnen. Gleichzeitig sollen sich die zwei gemeinsam und in aller Ruhe von den Strapazen der Geburt erholen. Lediglich ein paar wenige Frauen – meist die Hebamme und die Mutter oder Großmutter der Wöchnerin – umsorgen die beiden liebevoll. Das Kind wird auf diese Weise äußerst sanft und langsam an die laute und kalte Außenwelt gewöhnt, in der es fortan leben wird.

Ähnliche Praktiken wie die geschilderten findet man in vielen eingeborenen Kulturen. Ihnen allen ist gemein, dass Zweisamkeit, Ruhe und Dunkelheit eine Art Geborgenheit vermitteln, wie sie etwa in einer gemütlichen kleinen Höhle zu finden ist. In vielen dieser Kulturen schläft das Kind nachts noch lange an der Seite der Mutter, nicht selten sogar bis zum dritten Lebensjahr. Der warme, weiche Körper der Mutter und ihr vertrauter Geruch beruhigen das Kind – eine Geborgenheit, die für sein späteres Leben sehr lohnend ist.

RÜCKBESINNUNG

Während die Ayurveda-Praktiken im ländlichen Indien noch weit verbreitet sind, orientiert man sich in den Städten eher am Westen. Weil jedoch Allergieformen überhandnehmen (z. B. Neurodermitis), besinnt man sich auch in städtischen Kliniken wieder auf verschiedene Aspekte der Ayurveda-Medizin, zum Beispiel die Baby-Massage.

BABYS BRAUCHEN LIEBE

In der westlichen Kultur hat man Gepflogenheiten wie die innige Zweisamkeit von Mutter und Kind schon lange abgelegt; stattdessen wird häufig sogar die gegensätzliche Haltung kultiviert. Nicht selten sind Sprüche wie »Verwöhn das Kind nicht zu sehr« an der Tagesordnung – ein Verhalten, das in der ayurvedischen oder indianischen Tradition auf großes Unverständnis stoßen würde. Denn ein Zuviel an Liebe, Wärme, Zuwendung und Geborgenheit kann es überhaupt nicht geben.

Willkommen auf der Erde

Doch nicht nur die Mutter wird in Indien liebevoll umsorgt, auch auf das Neugeborene warten Rituale, die sich seit Urzeiten bewährt haben. Ist das Kind abgenabelt, werden zuerst seine Reflexe nach alter ayurvedischer Tradition überprüft: Man reibt zwei Steine aneinander und hält sie an die kleinen Öhrchen, um das Baby »aufzuwecken«. Das Gesicht wird – je nach Jahreszeit – mit kaltem oder warmem Wasser besprizt. Anschließend fächelt man dem Baby mit einem Schilfrohrgesteck Wind zu.

Ein liebevoller Empfang für das Baby

Anschließend wird das Kind mit einer Mixtur aus Steinsalz und Butterfett eingerieben, um die Käseschmiere zu entfernen. Danach wird der kleine Körper mit hochwertigem Bala-Öl eingesalbt, was das erschöpfte kleine Wesen stärken soll. Die empfindliche Fontanelle wird sanft mit ölgetränkter Baumwolle gereinigt. Die Hebamme säubert mit ihrem Mittelfinger Rachen, Lippen und Zunge des Babys und wickelt es in saubere Kleidung. Schließlich flößt sie dem Kind etwas von der Steinsalz-Butterfett-Mischung ein, damit es den im Rachen verbliebenen Schleim erbricht. Zum Abschluss der Prozedur wird die Nabelschnur mit einem scharfen Messer aus Gold, Silber oder Stahl bis auf einen Rest von etwa acht Zentimetern abgeschnitten; damit der Nabel schnell verheilt, wird eine in Kostwurz-Öl getränkte Bandage um Nabelschnurrest und Bauch gewickelt.

Die erste Massage

Ist das Kind gesund, wird es nun sofort mit einem medizinischen Kräuteröl, zum Beispiel »Balashwagandah-Taila«, massiert. Dieses Öl wird aus einer dem Ginseng ähnlichen Pflanze namens Ashwagandah gewonnen. Daneben enthält das Öl Bala – ein Malvengewächs, das in den subtropischen und tropischen Regionen Indiens vorkommt. Beide Pflanzen, Bala und Ashwagandah, werden in der ayurvedischen Heilkunde wegen ihrer stärkenden und aufbauenden Wirkung sehr geschätzt. Nach der Massage wird der Neuankömmling gebadet.

INNIGE ZWEISAMKEIT
In Indien wird das Neugeborene in den ersten zehn Tagen nach der Geburt nicht von der Mutter getrennt. Die ständige Nähe stärkt sein Urvertrauen.

Damit das Baby besonders kräftig und intelligent wird, füttert man es schließlich mit einer Mischung aus Goldpulver, Honig, Ghee sowie Kalmus, Brahmi und anderen indischen Pflanzen. In dieser Mixtur ist ursprünglich tatsächlich feiner Goldstaub enthalten, da in der ayurvedischen Gesundheitslehre dem Gold eine günstige Auswirkung auf das Gedeihen des Kindes zugeschrieben wird. Da echtes Goldpulver für die meisten Inder jedoch zu teuer ist, legen sie stattdessen einen goldenen Ring in etwas Wasser. Die Wirkkräfte des Metalls sollen so auf das Wasser übergehen, das anschließend unter die Mixtur gerührt wird.

Zärtlicher Hautkontakt

In den folgenden Wochen wird das kleine Wesen täglich massiert und gebadet, wobei Öle und Kräuter immer dem Befinden des Babys angepasst werden. Zuerst wird das Kind eingeölt – meist mit Kokosnussöl – und dann am ganzen Körper kräftig massiert. Anschließend werden Kräuterpulver, Wasser und Öl zu einer Paste verrührt und auf Gesicht und Körper des Babys aufgetragen. Während in ländlichen Gegenden fast immer die Mutter ihr Kind massiert, überlässt man diese Aufgabe in den Großstädten inzwischen mehr und mehr speziell dafür ausgebildeten Frauen. Diese kommen gegen Bezahlung ins Haus und massieren Mütter und Kinder noch Monate nach der Geburt täglich. So luxuriös das für unsere Ohren klingen mag: Diese Massagen sind in Indien kein Privileg für Besserverdienende, sie sind auch für Durchschnittsfamilien erschwinglich und durchaus üblich.

Ein heilender Kräuterqualm

Was nach der Massage folgt, erscheint dem europäischen Leser sicher höchst ungewöhnlich: Man bringt in einem kleinen Metalltiegel diverse Wurzeln, Harze, Rinden und sonstige Bestandteile von Pflanzen, denen im Ayurveda eine heilsame Wirkung nachgesagt wird, zum Schwelen. Das mit der Kräuterpaste eingeriebene Baby wird nun in den aufsteigenden Kräuterqualm gehalten und dabei gleichzeitig gedreht. So inhaliert das Kind den Kräuterrauch und nimmt dessen wertvolle Wirkstoffe auf.

GU-ERFOLGSTIPP

WERTVOLLER BALSAM

Erwärmen Sie 30 g Shea-, Mango- oder Kakaobutter langsam in einem Glasgefäß im Wasserbad (nicht erhitzen, sonst gehen die Wirkstoffe verloren); mit 10–30 ml Mandelöl mischen. Sie können selbstverständlich auch andere Basisöle wie Sonnenblumen-, Sesam- oder Olivenöl verwenden. Hinweis: Bei flüssiger Kakaobutter kann es manchmal bis zu drei Tage dauern, bis der Balsam die endgültige Konsistenz hat.

ESSAY

»Es ist wahr. Dieses Kind ist von Licht erfüllt, es strahlt in heiterer Gelassenheit.«

An diesen letzten Satz in Frédérick Leboyers Buch »Geburt ohne Gewalt« musste ich beim Anblick meines vierten Kindes, meiner kleinen Tochter Ruscha, immer wieder denken: Sie blickte mit erstaunlich strahlenden Augen in die Welt.

> **Ihre beiden ältesten Geschwister** waren in einer Zeit geboren worden, in der der Körperkontakt zwischen Mutter und Kind in den Kliniken eher unterbunden als gefördert wurde. Sowohl meinen erstgeborenen Sohn Alexander (1968) als auch meine Tochter Daniela (1975) sah ich nur pünktlich alle vier Stunden zum Stillen, egal wie lange und laut sie davor oder danach geschrien haben mögen. Zu viel Zuwendung war als unnötiges Verwöhnen verpönt, auch dem Stillen maß man keine allzu große Bedeutung bei.

> **Diese Einstellung hatte sich 1989,** als Maximilian, mein drittes Kind, geboren wurde, bereits geändert: Mehr und mehr wurden sanfte Geburtsmethoden und Rooming-in praktiziert. Über die Bedeutung und Wirksamkeit der Baby-Massage war jedoch immer noch wenig bekannt.
> Bei meinem vierten Kind nahm ich die Sache schließlich im wahrsten Sinne des Wortes selbst in die Hand: Ich hatte keine Lust mehr, mir von fremden Menschen vorschreiben zu lassen, was für mich und mein Baby gut wäre und was nicht. Ich beschloss, nur auf mein Herz hören, und das wollte immer nur ganz nah bei meiner kleinen Ruscha sein.

> **Bereits während der Schwangerschaft** bereitete ich mich vor und übte die Baby-Massage an einem Teddybär. Die Geburt verlief leider nicht nach meinen Vorstellungen: Da ich an einer schweren Infektion erkrankt war, kam Ruscha fast vier Wochen vor dem errechneten Termin durch einen Kaiserschnitt zur Welt.
> Nach der Entbindung musste ich mein Klinikzimmer mit drei sehr lebhaften Frauen teilen, deren häufige Besucher man als unangenehm lärmend bezeichnen konnte. Mittendrin in all dem Trubel lag ich mit meiner kleinen Ruscha auf dem Bauch, und wir beide waren ganz still.
> Abends wurde Ruscha dann wie alle anderen Babys auch in das angrenzende Kinderzimmer gebracht, »damit die Mütter nachts ihre Ruhe haben«.

Die indische Baby-Massage   29

Aber wie konnte ich Ruhe finden, wenn ich nicht wusste, wie es meinem Kind ging?!

Am dritten Tag musste Ruscha wegen einer Säuglings-Gelbsucht unter die UV-Lampe. Ich hatte fürchterliche Sehnsucht und schlich nachts in das Säuglingszimmer, um zu sehen, wie es ihr ging. Sie lag in einem dafür vorgesehenen Glaskasten: wegen des UV-Lichts mit verbundenen Augen, und nur mit einer Windel bekleidet. Zwischen all den schreienden oder schlafenden Bündeln stand ich und spürte, wie auch sie mich vermisste. Ich streichelte langsam Ruschas nackten Rücken, die kleinen Arme, ihr Gesicht. Schließlich nahm ich ein Kissen, holte Ruscha behutsam aus dem Glaskasten und setzte mich neben die UV-Lampe. Die Nachtschwester ermahnte mich, mein Kind wieder hineinzulegen, was ich zwischendurch auch immer wieder tat. Aber ich spürte, dass es noch weitaus wichtiger war, sie festzuhalten und fest an mein Herz zu drücken.

> **Nach dieser durchwachten Nacht** ging ich zur Klinikverwaltung und forderte gegen Aufpreis ein Einzelzimmer. Nachdem dies sofort bewilligt wurde, holte ich mein Töchterchen ab, und wir bezogen gemeinsam unser kleines Reich. Von nun an waren wir unzertrennlich. Meist lag Ruscha neben mir im Bett oder auf meiner Brust. Sie hörte das vertraute Klopfen meines Herzens, roch meine Haut und fühlte mein Glücksgefühl. Ich streichelte ihr weiches Köpfchen und lauschte ihrem zarten, schnellen Atmen. Zwar konnte manche Schwester den altbekannten Satz »Na, da wird ja jemand schön verzogen!« nicht unterdrücken, aber ich wusste es besser: Ein Baby kann gar nicht genug Liebe und Zuwendung bekommen. So wie die Milch Nahrung für den Körper ist, ist es die Liebe für die Seele.

> **Täglich massierte ich Ruschas** Beinchen, den Rücken und die kleinen Arme mit Mandelöl. Ich saß dabei im Bett und summte ein Lied, sie lag auf meinen Beinen, und ihre Augen leuchteten ... Trotz Kaiserschnitt und verfrühtem Geburtstermin wurden wir bereits nach neun Tagen aus der Klinik entlassen. Wir waren beide so fit, dass es keinen Grund gab, uns länger dazubehalten. Mein Arzt meinte, wir seien für ihn ein Phänomen. Dabei war es doch so einfach: Es war dieses große Gefühl der Wärme und Geborgenheit zwischen uns beiden, das uns so stark machte. Die Nähe dieses kleinen Wesens gab mir unbändige Kraft und Vertrauen. Und ich weiß, dass auch sie von Anfang an spürte, wie sehr ich sie liebte.

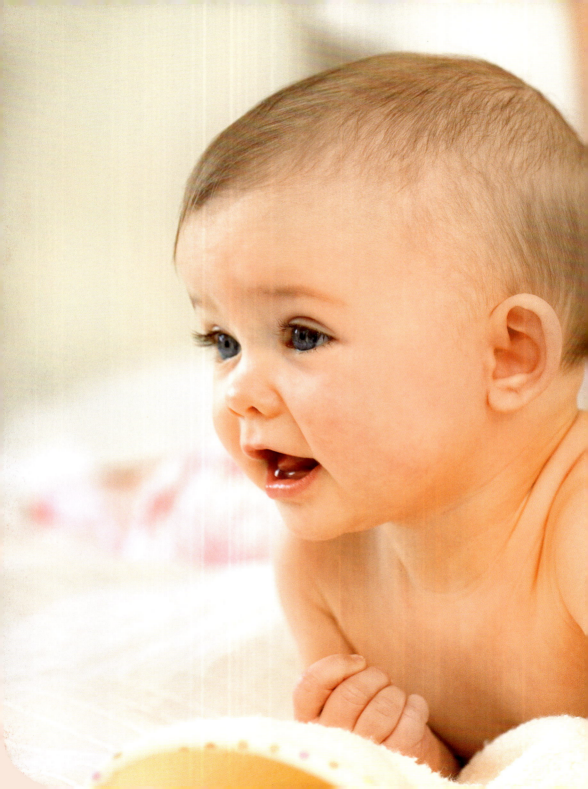

ZÄRTLICHE BABY-MASSAGE

Ein Baby will die Haut seiner Mutter spüren, gestreichelt und berührt werden. Steigern Sie die wohltuende Wirkung der Berührung, indem Sie Ihr Baby massieren.

Öle, Kräuterpasten, Ghee und Hydrolate 32
Massage für kleine Persönlichkeiten 40
Bevor es losgeht 46
Massagen für jeden Tag 50
Babys Beschwerden lindern 76

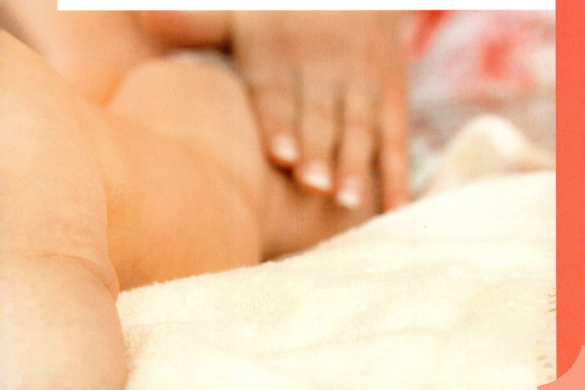

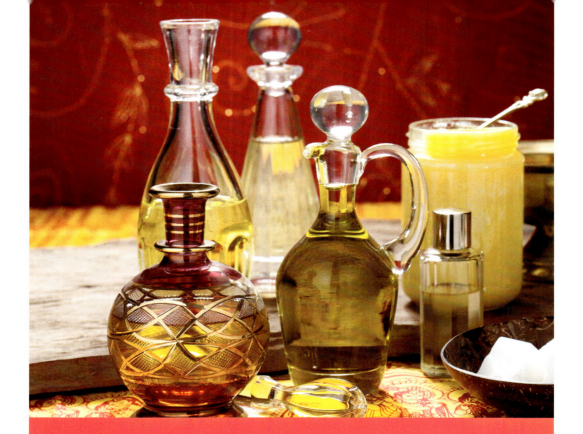

Öle, Kräuterpasten, Ghee und Hydrolate

Die Vielfalt der Massagegriffe und -techniken ist groß. Mindestens genauso wichtig wie der Ablauf einer Massage ist aber, was Sie verwenden, um die Massage zur »geschmeidigen« Wohltat zu machen. Beispielsweise sind Öle, Kräuterpasten nach indischen Rezepten und Ghee, das ayurvedische Butterfett, sind nicht nur ideale Gleitmittel – die darin enthaltenen Substanzen werden vom Körper über die Haut aufgenommen und entfalten ihre Wirkung, fast so, als würde man sie mit dem Essen zu sich nehmen.

Öle – eine verwirrende Vielfalt

Mit gut eingeölten Händen können Sie über die Haut gleiten, streichen und »tänzeln«. Oft hört man, dass Öl die Poren verstopft oder den Feuchtigkeitshaushalt der Haut stört. Beides können Sie jedoch getrost vergessen, wenn Sie pflanzliche Öle verwenden: Tägliche Massagen damit pflegen zarte Babyhaut, stärken Gewebe und Muskulatur. Bei einer Massage kann der Körper die im Öl enthaltenen Substanzen über die Haut aufnehmen.

Vielleicht standen Sie ja auch schon einmal ratlos vor dem umfangreichen Angebot an verschiedenen Ölen im Bioladen oder im Reformhaus – ohne sich recht für eines entscheiden zu können. Beim Kauf sollten Sie darauf achten, welche Wirkstoffe ein Massagemittel enthält; überlegen Sie, womit Sie Ihr Baby versorgen und verwöhnen möchten. Auf den folgenden Seiten und in der Tabelle ab Seite 118 finden Sie viele Tipps und Infos über die richtigen Basis- und ätherischen Öle, damit Sie in Zukunft wissen, worauf Sie bei der Auswahl besonders achten müssen.

Basis- oder Trägeröle

Fette Öle werden, etwa durch Pressung, aus einem Teil der Pflanze gewonnen, beispielsweise aus Keimen, Frucht oder Samen. Zu diesen Ölen gehören unter anderem Weizenkeimöl, süßes Mandelöl oder Sesamöl. Diese wertvollen Basisöle stellen die Grundlage für wirksame Mischungen mit ätherischen Ölen dar. Ebenso dienen sie zur Bereitung von Kräuterölen. Wie Sie diese selbst herstellen, erfahren Sie ab Seite 34.

Ätherische Öle

Wohlriechende ätherische Öle eignen sich hervorragend als Zusatz für Massageöle. Die meisten von ihnen müssen mit fettem Öl gemischt werden, da sie nicht pur auf die Haut aufgetragen werden dürfen – das könnte zu Hautreizungen und allergischen Reaktionen führen. Wenn Sie ätherische Öle einsetzen, kann die Massage zur kleinen »Aromatherapie« für Ihr Baby werden, denn die duftenden Zusätze entfalten ihre Wirkung nicht nur beim Eindringen in die Haut, sondern auch über den Geruchssinn.

FAUSTREGEL FÜR DIE MISCHUNG
Für alle Mischungen gilt: Auf 30 ml Basisöl geben Sie 3 Tropfen ätherisches Öl.

WICHTIG
Möglicherweise reagiert
Ihr Baby auf eines oder
mehrere ätherische Öle
allergisch. Verreiben Sie
1 Tropfen des Ölgemisch in
seiner Armbeuge. Warten
Sie dann 1 bis 2 Minuten:
Beim geringsten Anzeichen
einer Rötung ist von einem
Gebrauch des Öls unbe-
dingt abzuraten.

Kräuteröle für die Massage

Öle können die Wirkstoffe von Pflanzen besonders gut aufnehmen. Grundlage für die Herstellung eines Kräuteröls ist ein fettes
Öl, auch Basis- oder Trägeröl genannt (siehe Seite 33). Besonders
gut eignen sich Sesam- und Olivenöl, da diese beiden Öle die
Wirkstoffe der Kräuter ausgesprochen gut aufnehmen und sie bei
der Massage tief in den Körper hineintransportieren.

Mehr als tausend Jahre Erfahrung

In Indien ist die Zubereitung von Kräuterölen eine wahre Wissenschaft. Viele Öle werden noch genauso hergestellt, wie es in den
jahrtausendealten historischen Schriften nachzulesen ist. Meist wird
das Basisöl gleich zu Beginn dazugegeben, manchmal aber auch
erst, wenn das Wasser sich durchs Kochen schon etwas reduziert
hat. Oft werden Kräuter und Öle auch mit Milch gekocht.
Einige traditionelle Öle müssen eine ganze Woche lang und bis
zu 101-mal aufgekocht werden. Aber keine Sorge, wenn Sie dazu
keine Zeit haben – die Rezepte in diesem Buch sind ganz einfach
und nicht allzu zeitaufwändig. Etwas Geduld brauchen Sie allerdings schon – eine Ausnahme bildet hier einzig das Kurkumaöl
(siehe Seite 112).

Sorgfältige Zubereitung

Zur Herstellung eines Kräuteröles eignen sich frische oder getrocknete Pflanzen ebenso wie Kräuterpulver. In Indien werden
dabei bevorzugt frische Pflanzen verwendet. Benutzt man trockene
Kräuter, weicht man sie zunächst einige Stunden, besser noch
über Nacht ein. Dann erst werden sie mit Wasser aufgesetzt. Verwendet werden Wurzeln, Rinden, Hölzer, Blätter, Früchte und
Blüten. In der Tabelle ab Seite 118 finden Sie zusätzlich zu den
Rezepten auf den nun folgenden Seiten weitere Kräuteröle, welche sich für die Anwendung bei Massagen eignen. Achten Sie bei
der Auswahl immer auch auf die spezielle Wirkung.
Während Sie frische oder getrocknete Pflanzenteile ruhig eine
Weile allein vor sich hinköcheln lassen können, müssen Sie bei
der Verwendung von Pulver ständig rühren, damit es sich nicht

am Topfboden absetzt – dadurch würde das Öl unbrauchbar. Zum Trost sei gesagt, dass Sie bei Pulvern »nur« eine Stunde rühren müssen, während frische oder getrocknete Pflanzenteile bis zu zehn Stunden lang abgekocht werden. Aus diesem Grund ist es auch nicht ratsam, bei der Zubereitung von Kräuterölen Pulver, frische und getrocknete Pflanzen zu kombinieren.

Das Beste herauslocken ...

Wenn auch bei den Kräuteröl-Abkochungen einige Inhaltsstoffe der Pflanzen verloren gehen, so werden auf der anderen Seite durch diese Art der Zubereitung doch andere wertvolle Wirkstoffe freigesetzt. Wichtig: Die Kräuter dürfen nie direkt im Öl gekocht werden, weil die große Hitze zahlreiche wertvolle Inhaltsstoffe zerstören würde.

... und lange bewahren

Das fertige Öl wird schließlich durch ein Sieb oder ein sauberes Musselintuch gefiltert, in eine dunkle, saubere und heiß ausgespülte Flasche gefüllt und kühl – jedoch nicht im Kühlschrank – aufbewahrt. Es hält sich so mindestens ein Jahr.

SANFTE MEDIZIN
Kräuteröle werden zur täglichen Gesundheitspflege eingesetzt. Im medizinischen Bereich sollen sie Beschwerden lindern und Geist und Körper stärken.

GRUNDREGELN FÜR DIE ÖLHERSTELLUNG

In ayurvedischen Büchern treffen Sie häufig auf den Begriff »gereiftes Öl«. Dieses Öl ist länger haltbar und zieht tiefer in die Haut ein. Hier die Zubereitung:

> Erhitzen Sie das Öl in der gewünschten Menge auf 110 °C, lassen Sie es kurz abkühlen, und füllen Sie es dann in eine dunkle Flasche. Das Öl ist nun gereift und eignet sich sehr gut für Massagen und zur Körperpflege.

> Gereiftes Öl wird häufig aus Sesamöl hergestellt. Grundsätzlich können Sie aber jedes hocherhitzbare Speiseöl zu gereiftem Öl verarbeiten. Bei empfindlicheren Ölen, wie etwa Hanf- oder Kürbiskernöl, würde die große Hitze dagegen wertvolle Inhaltsstoffe vernichten und damit den Wert verringern.

Kräuterpasten

Neben Ölen werden in Indien für Massagen auch zahlreiche Kräuterpasten und Pulver verwendet (siehe auch Seite 27). Diese Mittel sind bei uns noch weitgehend unbekannt – schade, denn sie eignen sich ganz wunderbar zum Massieren.

Massagen mit Pasten und Pulvern nennt man im Ayurveda »Udvartana«. Diese Reibemassage ist der Fitmacher unter den ayurvedischen Massagen, da sie anregend auf den Stoffwechsel wirkt und müde Menschen wieder munter macht. Doch sie kann noch mehr: Eine Udvartana stärkt zudem das Bindegewebe und tut als aktivierendes Ganzkörper-Peeling auch der Haut gut. Meistens werden Udvartanas allein, zuweilen aber auch im Anschluss an eine Ölmassage, genannt »Abhyanga« (Salbung), angewandt.

Wenn Sie eine solche Massage auch einmal selbst genießen möchten, finden Sie auf Seite 102/103 Tipps zur Anwendung.

Kräuterpaste für Babys

Wirkt entblähend, blutbildend und blutreinigend. Das enthaltene Sandelholzpulver pflegt die Babyhaut.

DAS RICHTIGE ÖL AUSWÄHLEN

Massage-Einmaleins

> Kaufen Sie nur biologische, ungeröstete und kaltgepresste Pflanzenöle, die ungesättigte Fettsäuren enthalten. Geröstete Öle sind nur zum Verzehr geeignet. Der Grund: Rösten intensiviert nicht nur den Geschmack, sondern auch den Geruch, was bei einer Massage Kopfschmerzen verursachen kann.

> Wollen Sie ein fertiges Babyöl kaufen, vermeiden Sie Produkte, die auf der Grundlage von Petroleum hergestellt wurden, da sie die zarte Haut schnell austrocknen.

Diese Basisöle eignen sich besonders gut

> Wenn Ihr Baby eine sehr trockene Haut hat, sind Avocado-, Kokosnuss- oder Sesamöl ideal für die Massage.

> Bei fettiger Haut sind leichtere Öle zu empfehlen, die schnell einziehen, wie zum Beispiel süßes Mandelöl.

> Ausgleichend und stärkend sind Bala- und Kurkumaöl (Rezept siehe Seite 112).

> Weitere Empfehlungen zur Auswahl des geeigneten Basisöls finden Sie in der Tabelle ab Seite 118.

Sie brauchen: 2 EL Kichererbsen- oder Dinkelmehl | ½ TL Kalmuspulver | ½ TL Sandelholzpulver | 1 TL Bockshornkleesamenpulver | 2 EL Sonnenblumenöl | etwas Wasser

> Geben Sie das Getreidemehl mit den Kräuterpulvern unmittelbar vor der Massage in eine Schüssel und vermischen Sie alles gründlich miteinander. Dann nacheinander das Sonnenblumenöl und das Wasser zugeben.
> Rühren Sie die Mischung gründlich durch, bis eine glatte, streichfähige Masse entsteht.

Das indische Ghee

Eine preiswerte, aber ebenso gesunde und natürliche Alternative zur Ölmassage ist das Massieren mit Ghee – so nennt man in Indien geklärte Butter oder ayurvedisches Butterfett.
Ghee wird in einem speziellen Verfahren hergestellt und ist auf keinen Fall gleichzusetzen mit dem üblichen Butterschmalz für die Küche, wie Sie es in hiesigen Supermärkten erhalten; dieses wird mithilfe chemischer Stoffe hergestellt.

Ghee selbst herstellen

Ghee wirkt regulierend auf Verdauung und Stoffwechsel und wird im Ayurveda als wahres »Verjüngungsmittel« hoch geschätzt. Als Massagemittel stärkt es die Nerven, kräftigt und entgiftet den Körper.
Sie brauchen: 500 g frische, ungesalzene und unbehandelte Butter (bei Bedarf auch mehr).

> Geben Sie die Butter in einen Topf und schmelzen Sie sie bei mittlerer Hitze. Wenn die Butter zu köcheln und zu schäumen beginnt, lassen Sie sie noch weitere 15 Minuten leise kochen, bis das darin enthaltene Wasser verdampft ist. Das ist dann der Fall, wenn sich deutlich sichtbar feste Schlacken auf dem Topfboden absetzen.
> Um festzustellen, ob das Ghee fertig ist, spritzen Sie 1 bis 2 kalte Wassertropfen auf das flüssige Fett. Wenn sie mit einem prasselnden Geräusch auf der Fettoberfläche platzen, kann der Topf vom Herd gezogen werden.

MUSIK ZUR MASSAGE
Es gibt viele Musikstücke, die sich für eine Baby-Massage eignen. Hier eine kleine Auswahl besonders schöner Melodien:
> »Kinderträumeland« aus dem Menschenkinderverlag, Münster
> »Meditation« aus der Oper »Thais« von Jules Massenet
> »Die vier Jahreszeiten« von Antonio Vivaldi
> »Gnossiennes Nr. 1–6«: kleine Klavierstücke von Eric Satie

> **WICHTIG**
> Bei gleichzeitiger Gabe homöopathischer Präparate sollten Sie vor Beginn der Massage unbedingt mit Ihrem Homöopathen über die Verwendung ätherischer Öle sprechen. Manche Therapeuten sind nämlich der Ansicht, dass bestimmte ätherische Öle die Wirksamkeit homöopathischer Medikamente beeinträchtigen können. Eine gute Alternative: Hydrolate.

> Das Fett etwas abkühlen lassen und durch ein Musselintuch oder Küchenpapier vorsichtig in einen sauberen Behälter gießen, zum Beispiel in ein großes Schraubglas.

> Zur Massage muss Ghee nicht extra verflüssigt werden: Zerreiben Sie einfach ein kleines Stück davon zwischen den Handflächen. Durch Ihre Körperwärme wird es sofort geschmeidig.

Wichtig: Achten Sie darauf, dass die flüssige Butter beim Kochen klar bleibt und sich nicht durch zu eine zu hohe Temperatur braun verfärbt; stellen Sie die Temperatur nicht zu hoch ein.

Milde Alternative: Hydrolate

Ätherische Öle sind unverzichtbar geworden im kosmetischen, therapeutischen und privaten Bereich. Allerdings sind sie für hochsensible Haut nicht immer geeignet. Für alle, die auf schöne Düfte und die damit verbundenen Wirkungen nicht verzichten wollen, sind die milderen Hydrolate mit Sicherheit ein Mittel der Wahl; sie sind besonders wegen ihrer hautschonenden Wirkung zu empfehlen. Aufgrund der guten Verträglichkeit – in einem Liter Hydrolat sind lediglich noch bis zu 0,5 g ätherische Öle enthalten – kommen die Aromawasser immer mehr zum Einsatz; sowohl ergänzend als auch anstelle ätherischer Öle. Im Vergleich zu diesen wirken die Duftwasser übrigens stärker auf der körperlichen Ebene. Was nicht heißt, dass ihre Aromen nicht auch auf die Psyche positiv Einfluss nehmen können. Ein weiterer Vorteil: Sie können die Duftwässer erwärmen (nicht erhitzen), ohne dass die Inhaltstoffe verloren gehen.

Hydrolat ist die Bezeichnung für ein aromatisches Pflanzenwasser, das bei der Wasserdampfdestillation von ätherischen Ölen entsteht. Durch den Destillationsvorgang werden die Öle aus dem in Wasser eingeweichten oder von Wasserdampf durchzogenen Pflanzenmaterial gelöst. Nach Abkühlung der Kondensation schwimmt das ätherische Öl auf dem Wasserdestillat. Das verbleibende aromatische Pflanzenwasser hat den gesamten Destillationsprozess durchlaufen und ist gesättigt mit ätherischem Öl und der Pflanzeninformation – viel zu schade zum Wegwerfen.

Es gibt aber auch Pflanzen, die keine ätherischen Öle enthalten.

Öle, Kräuterpasten, Ghee und Hydrolate 39

In diesem Fall verbleibt nach der Destillation reines Blüten-, Kräuter- oder Duftholzwasser mit all seinen wunderbaren, wasserlöslichen Wirkstoffen.

Beliebte Duftwasser

Hier nun ein paar Tipps, wie Sie diese alchemistischen Schätze der Natur einsetzen können. Achten Sie dabei immer auf reine und biologische Hydrolate ohne Zusatzstoffe und Alkohol.

> Badewasserzusatz: Entspannend und beruhigend wirken Lavendel, Melisse, Rose und Veilchenwurzel. Für das Baby geben Sie ca. 10 ml ins Badewasser, für die Mama ca. 30 ml.
> Brustwickel: Zeigt das Baby leichte Erkältungserscheinungen, mischen Sie 5 ml Douglasien-Hydrolat (milder als Eukalyptus) mit 1 l warmem Wasser. Ein Küchenhandtuch eintauchen, auswringen und um die Babybrust wickeln; eventuell eine kleine Wärmflasche auflegen. Den abgekühlten Wickel sofort abnehmen; die Brust darf nicht kühl werden. Dreimal wiederholen, dann mit warmem Öl oder Erkältungsbalsam einreiben.
> Erfrischt: Am zarten Duft von Orangenblütenwasser erfreuen sich Mama und Baby, besonders wenn es heiß und schwül ist.
> Ausgleichend: Rosen-Hydrolat wird wegen seiner kühlenden, harmonisierenden und beruhigenden Wirkung geschätzt. Einfach ein paar Tropfen auf die Schläfen oder auf die Haut geben.
> Beruhigt: Wer das Besondere liebt, greift zu Palo-Santo-Hydrolat, das dem bekannteren Sandelholz ähnelt.

GUTE NACHT

Melisse tut nicht nur der Mama gut, sondern ist auch für die kleinen Zwerge ein Segen. Bei Unruhe sprühen Sie einfach 2–3 Tropfen Melissen-Hydrolat auf Kissen und Bettchen.

GU-ERFOLGSTIPP GUTE LAUNE FÜR MAMA

Bei Stimmungsschwankungen, Unruhe und Nervosität ist Melisse ein wunderbarer Gefährte. Um für jede Situation gut gerüstet zu sein, füllen Sie sich ein kleines Fläschchen mit Melissen-Hydrolat ab. Am besten mit Sprühaufsatz. Sprühen Sie sich das Aromawasser bei Bedarf ins Gesicht oder verreiben Sie ein paar Tropfen davon auf den Schläfen. Atmen Sie tief den wunderbaren Duft ein und stellen sich dabei vor, Sie lägen mitten in einer großen Blumenwiese.

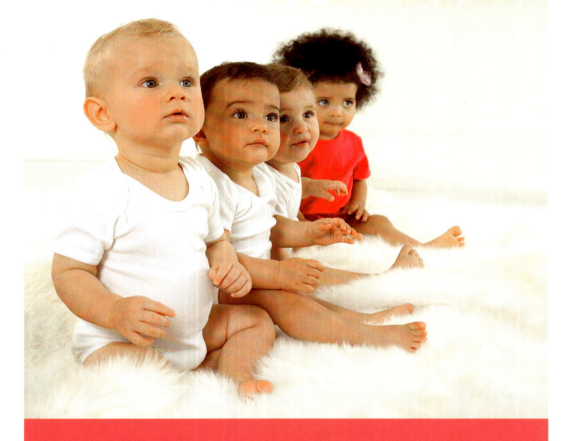

Massage für kleine Persönlichkeiten

Ayurveda, die jahrtausendealte indische Wissenschaft, ist neben der Traditionellen Chinesischen Medizin eine der ältesten Gesundheitslehren. In Indien wird Ayurveda gern als die »Mutter der Medizin« bezeichnet. Während sich die moderne Medizin häufig darauf konzentriert, Symptome zu behandeln, ist im Ayurveda der Ursprung einer Krankheit von größter Bedeutung. Bezeichnet man in Indien die Schulmedizin als Heilkunde, so nennt man Ayurveda eine Lebenskunde oder Gesundheitsphilosophie: Seine ganzheitlichen Lehren vermitteln eine Lebensweise, welche die dauerhafte Gesundheit von Körper und Seele fördert und erhält – und das bis ins hohe Alter.

Die Lehre von den Doshas

Ein wichtiger Bestandteil des Ayurveda ist die Lehre von den Doshas – den drei energetischen Prinzipien, die jedem Menschen innewohnen:
> Kapha steht in diesem System für das Erdige und Stabile,
> Pitta stellt die feurige und sehr dynamische Energie dar,
> Vata entspricht dem leichten, beweglichen und luftigen Prinzip.
Diese drei Kräfte nennt man Doshas. Jeder Mensch trägt sie in sich, allerdings zu jeweils unterschiedlichen Anteilen. Kapha, Pitta und Vata steuern alle geistigen und körperlichen Abläufe im Menschen und bestimmen auf diese Weise die individuelle Persönlichkeit jedes einzelnen.

Vor der Behandlung steht die Analyse

Anhand einer ausführlichen Konstitutionstyp-Analyse wird vor einer Ayurveda-Behandlung die so genannte Dosha-Dominanz ermittelt: Der behandelnde Ayurveda-Arzt stellt dabei fest, wie stark jede der drei Kräfte bei seinem Patienten ausgeprägt ist. Diese Analyse ist die Grundlage, auf der die gezielte, individuell auf den einzelnen Menschen abgestimmte Gesundheitspflege des Ayurveda beruht. Dabei wird versucht, mithilfe von Ernährung, Massagen sowie Atem- und Yogaübungen ein im Körper entstandenes Ungleichgewicht der Doshas auszugleichen.

Ayurveda für die Kleinsten

Der Ayurveda beschäftigt sich aber nicht nur mit Erwachsenen und deren Wohlbefinden. Bereits bei den ganz Kleinen wird die individuelle Konstitution, die aufgrund der so genannten Tridosha-lehre ermittelt werden kann, in die regelmäßige Gesundheitspflege miteinbezogen. Schließlich haben nach ayurvedischer Lehre auch Babys schon eine eigene Konstitution, genannt »Prakriti«: die Urnatur. Doch auch wenn der Ayurveda davon aus-

GESUNDE BALANCE
Im Ayurveda gilt ein Mensch nur dann als vollständig gesund, wenn in seinem Organismus die Grundenergien Kapha, Pitta und Vata im Gleichgewicht sind. Ist das Verhältnis der drei Kräfte dagegen nicht ausgewogen, führt das zu Unwohlsein und damit zwangsläufig zu Krankheit.

geht, dass die Anlagen zur jeweiligen Betonung der drei Doshas schon bei der Geburt bestimmt sind: Genauer wird diese Gewichtung erst im Laufe der Entwicklung vom Kind zum Erwachsenen sichtbar. Deshalb ist in den ersten sechs Monaten die persönliche Konstitution nur ansatzweise bestimmbar. Hinzu kommt, dass in der frühen Kindheit keine gleichmäßige, sondern eine schubweise Entwicklung stattfindet. Laut ayurvedischer Lehre können sich die drei Kräfte Kapha, Pitta und Vata im Verlauf des Heranwachsens daher durchaus abwechselnd dominant zeigen, ohne dass sich dadurch der Konstitutionstyp, also die Grundnatur des kleinen Menschen, verändert.

Die »Baby-Doshas«

Auch ohne die Lehre von den Doshas zu kennen, haben Sie bei Ihrem kleinen Liebling sicher schon markante Charakterzüge beobachten können: Während die einen Babys sich schon damit zufrieden geben, einfach ihre Umwelt zu beobachten, sind andere nur dann glücklich, wenn sie ihre Neugier befriedigen können oder man ständig mit ihnen spielt.

Damit Sie eine Vorstellung vom Konstitutionstyp Ihres Kindes bekommen, finden Sie auf der gegenüberliegenden Seite einen unterhaltsamen kleinen Fragebogen; er macht viel Spaß und lässt Sie sicher hin und wieder schmunzeln – nehmen Sie ihn aber bitte nicht zu ernst.

Früh übt sich

Wie auf der vorangegangenen Seite bereits beschrieben, macht sich bei sehr kleinen Kindern oft noch keine eindeutige Dosha-Dominanz bemerkbar – doch Sie werden ganz sicher im Fragebogen rechts einige Aussagen finden, die auf Ihr Kind haargenau zutreffen: Ist es zum Beispiel eher ruhig, rund und freundlich wie ein gemütlicher Teddybär? Oder schaut es neugierig und vital in die Welt wie eine Pumakatze? Vielleicht erkennen Sie Ihr Kind ja auch im verspielten kleinen Lämmchen wieder. Je mehr Charaktermerkmale auf Ihr Baby zutreffen, desto leichter fällt es, seinen Dosha-Typ zu bestimmen.

TYPGERECHT
Ab Seite 44 erfahren Sie, wie Sie Ihrem Baby – je nach Persönlichkeit – etwas Gutes tun können.

Massage für kleine Persönlichkeiten 43

WELCHER DOSHA-TYP IST IHR BABY?

Kapha, der kleine Bär

Körperbau und Äußeres
- starker Knochenbau, kräftige Statur
- rundlich und gut gepolstert
- helle, feste Haut
- kräftiger Haarschopf

Körperliche Entwicklung
- zahnt spät
- neigt zu Bronchitis und Übergewicht
- klebriger Stuhl

Ernährung
- schläft an Mamas Brust oft ein
- isst alles, was ihm essbar erscheint
- isst normale Mengen, nimmt aber rasch zu

Geistige Entwicklung
- lernt spät sprechen, lässt sich stets Zeit
- spielt lange mit dem gleichen Spielzeug

Naturell und Charakter
- gutmütig, immer gut gelaunt
- fremdelt nicht

Schlafgewohnheiten
- schläft gern und viel

Zusammenfassung
Kapha-Kinder entwickeln sich oft etwas langsamer als andere Gleichaltrige. Sie sind recht gelassen und gemütlich.

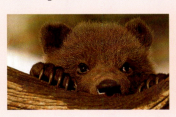

Pitta, das Pumakätzchen

Körperbau und Äußeres
- normaler Knochenbau
- muskulöses Persönchen
- gut durchblutete Haut, rosafarben
- blonder und rotblonder Flaum

Körperliche Entwicklung
- zahnt schwer und hat dabei Schmerzen
- hat häufiger fieberhafte Infekte
- oft dünner Stuhl

Ernährung
- packt an Mamas Brust besitzergreifend zu
- was nicht schmeckt, wird in hohem Bogen wieder ausgespuckt
- isst gern und viel

Geistige Entwicklung
- lernt gut und zu normaler Zeit
- ist neugierig, nimmt gern alles auseinander

Naturell und Charakter
- rasch ungeduldig oder zornig, zeigt schon recht früh Neigungen und Abneigungen

Schlafgewohnheiten
- normale, regelmäßige Schlafgewohnheiten

Zusammenfassung
Pitta-Kinder gedeihen normal und möchten am liebsten von Anfang an schon alles selbst machen.

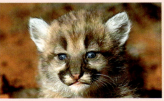

Vata, das Lämmchen

Körperbau und Äußeres
- feingliedrig und zierlich
- das Vata-Baby wirkt zart
- leicht bräunliche Haut
- dünnes, trockenes Haar

Körperliche Entwicklung
- zahnt früh
- ist relativ leicht und nimmt nur langsam zu
- neigt zu Verstopfung

Ernährung
- sucht ganz aufgeregt und findet Mamas Brust nicht immer gleich
- ist ein wählerischer kleiner Feinschmecker
- isst mal viel, mal wenig

Geistige Entwicklung
- lernt schnell und früh zu sprechen, spricht viel in Babysprache
- möchte ständig neues Spielzeug

Naturell und Charakter
- etwas ängstlich und zappelig
- fremdelt

Schlafgewohnheiten
- braucht nur sehr wenig Schlaf

Zusammenfassung
Vata-Kinder nehmen nicht so schnell zu – sie sind zierlicher gebaut als andere Babys.

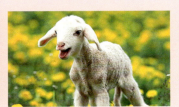

Was Teddys, Pumababys und Lämmchen mögen

In Indien wird bei der Baby-Massage und der Wahl der Öle für Babys und Kleinkinder noch nicht so speziell auf die Dosha-Dominanz eingegangen wie später bei Erwachsenen. Fast alle Babys werden deshalb anfangs mit Kokosnuss-, Kurkuma- oder Bala-Öl massiert. Wenn Sie trotzdem bei Ihrem kleinen persönlichen Verwöhnprogramm ein wenig auf die Veranlagung Ihres Babys eingehen möchten, finden Sie nachfolgend einige Tipps zu den drei Baby-Dosha-Typen.

Massage für Kapha-Babys

TIPP
Eine Massage mit Kalmuspulver eignet sich nicht nur für Babys, sondern auch für die junge Mutter.

Für Kleine-Bären-Kinder eignet sich neben der täglichen Ölmassage auch eine gelegentliche Massage mit Kräuterpasten (Herstellung siehe Seite 36 f.) oder Kichererbsenmehl; Letzteres wirkt sich auch bei öliger und fettiger Haut günstig auf das Hautbild aus. Ebenfalls zu empfehlen ist das Einreiben mit Dinkelmehl, das mit einer Prise Kurkumapulver (Gelbwurz) vermischt wird. Allerdings sollte man auch hier nicht verschweigen, dass das Kurkumapulver zwei Seiten hat: Einerseits übt es auf den gesamten Babyorganismus eine äußerst positive Wirkung aus; andererseits färbt schon eine winzige Prise davon die Haut des Babys, die Hände des Masseurs sowie alle Textilien, mit denen es in Berührung kommt, gelb.

Kinder mit starker Kapha-Dominanz, also einer Neigung zu Übergewicht, werden in Indien ab und zu auch mit Kalmuspulver eingerieben, das eine reinigende Wirkung hat und den Stoffwechsel aktiviert. Das Pulver ist längst nicht mehr nur in Indien, sondern inzwischen auch hier bei uns in vielen Kräuterläden erhältlich – fragen Sie einfach nach.

Massage für Pitta-Babys

Die kleinen Pumakätzchen sollten vor allem mit kühlenden Ölen massiert werden; sie können es gut vertragen, dass dadurch ihr feuriges Temperament etwas beruhigt wird. Gut geeignet ist beispielsweise Kokosnussöl als Träger- oder Basisöl. Aber auch eine Massage mit Ghee (Herstellung siehe Seite 37 f.) hat für feurige

Pitta-Typen im Ayurveda eine lange Tradition, da auch dieser Substanz eine kühlende Wirkung nachgesagt wird. Ghee wirkt aber auch als Verjüngungsmittel, das die allgemeine Lebenskraft stärkt. Sie haben richtig gelesen: Es geht hier tatsächlich um Verjüngung, denn im Ayurveda beginnen verjüngende Maßnahmen im Babyalter und nicht erst dann, wenn der Alterungsprozess bereits deutliche Zeichen am gesamten Körper hinterlassen hat (wie es hierzulande häufig gehandhabt wird).

Auch hautpflegende Massagemittel, wie etwa Mischungen mit Sandelholz, tun Pitta-Babys gut. Ein ausführliches Rezept dafür finden Sie auf Seite 112.

Massage für Vata-Babys

Vor allem die zierlichen Vata-Lämmchen lieben sanfte und entspannende Streicheleinheiten. Anregende Massagen sind bei diesem Baby-Dosha-Typ fast immer fehl am Platz, da die Kinder ohnehin ständig in Bewegung und eher etwas unruhig sind. Massieren Sie Ihr Lämmchen also am besten mit wenig Druck und in Richtung des Haarstrichs.

Eine Mischung aus Sesamöl mit etwas ätherischem Lavendel- oder Rosenöl hat einen erwärmenden Effekt und eignet sich daher gut für Vata-Babys. Aber auch Bala-Rosen-Öl ist wegen seiner stärkenden Wirkung für zarte Vata-Babys besonders zu empfehlen. Daneben ist auch noch Rizinusöl für die Massage von Vata-Babys ideal. Sie zucken beim Wort Rizinusöl zusammen? Keine Sorge, bei äußerlicher Anwendung ist es das Öl der Wahl für kleine und große Menschen mit ausgeprägtem Vata-Dosha – eine Tatsache, die nicht nur im Ayurveda, sondern auch bei den alten Ägyptern bereits bekannt war, die Rizinusöl gern als besonderes Schönheitsmittel einsetzten. Dieses Basis-Vata-Öl hat eine beruhigende Wirkung und versorgt die für Vata typische trockene Haut mit den Wirkstoffen, die sie braucht, um wieder geschmeidig zu werden und gesund zu bleiben. Aufgrund seiner eher zähflüssigen Konsistenz bietet es sich an, das Rizinusöl immer mit Sesamöl zu mischen – am besten im Verhältnis ein Teil Rizinusöl auf zwei Teile Sesamöl.

BIO-QUALITÄT

Beliebte und bewährte Verwöhnsubstanzen wie Shea-, Mango- oder Kakaobutter sind aus den Rezepturen hochwertiger Hautpflege nicht mehr wegzudenken. Achten Sie bei der Auswahl auf naturbelassene und ungebleichte Ware, denn sie enthält noch alle Wirkstoffe, die Mutter und Baby nur Gutes bringen. Die Bio-Produkte sind dunkler gefärbt und haben einen intensiveren Geruch. So hat z. B. ungebleichte Kakaobutter einen natürlichen Kakaoduft – im Gegensatz zu vielen Kosmetikprodukten, deren Kakaoduft synthetisch manipuliert wurde.

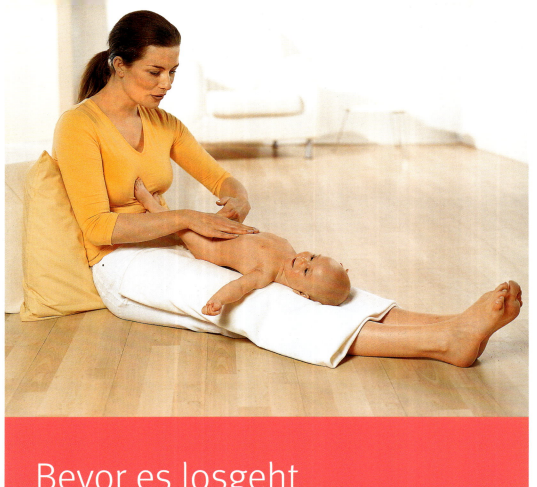

Bevor es losgeht

Massieren bedeutet Geben und Empfangen. Sie können dabei auf das vertrauen, was Sie fühlen und sehen: Als Mutter entwickeln Sie ein Gespür dafür, was Ihrem Baby guttut, was es mag und wogegen es sich vielleicht sträubt. Für Ihr Kind ist es wichtig, Ihre Liebe und Zuneigung zu spüren – und wie ginge das besser als mit einer Massage in einer wohligen, vertrauten Umgebung! Auf den folgenden Seiten finden Sie einige Tipps, wie Sie beide die sanften Berührungen in vollen Zügen genießen können.

Der passende Rahmen

Der Raum für die Baby-Massage muss gut gelüftet sein, die Zimmertemperatur sollte mindestens 24 °C betragen. Bei Neugeborenen ist es ratsam, zusätzlich noch einen Heizstrahler aufzustellen. Größere Babys können Sie in der warmen Jahreszeit durchaus auch einmal auf einer Wiese, im Garten oder vielleicht unter einem Baum massieren, wenn der Platz ausreichend vor Wind und starkem Sonnenlicht geschützt ist.

Eine schöne Stimmung schaffen

Schaffen Sie eine ruhige und behagliche Atmosphäre, damit Sie und Ihr Baby die wohltuende und entspannende Wirkung der Massage genießen können. Auch wenn das Kleine die Umgebung mit den Augen noch nicht genau wahrnimmt, kann es die Wärme, die Ruhe und die Stimmung insgesamt sehr wohl spüren. Wenn Sie mögen, dämpfen Sie das Licht oder zünden ein paar Kerzen an. Vielleicht liebt Ihr Sohn oder Ihre Tochter es, wenn Sie während der Massage ein Lied singen oder summen. Sie können aber auch zu einer CD greifen. Lassen Sie sich einfach von Ihrem Empfinden und vor allem von der Reaktion ihres Babys leiten. Die Auswahl der Musik hängt auch davon ab, ob Sie mit der Massage eine entspannende oder eine anregende Wirkung erzielen wollen. Vermeiden Sie jedoch in jedem Fall laute und hektische Klänge.

Hautnah beieinander

In Indien massieren die Mütter ihre Babys grundsätzlich auf den ausgestreckten Beinen. So spürt das Kleine die Mutter ganz intensiv, sozusagen ›von allen Seiten«. Diese Position hat außerdem den Vorteil, dass die Mutter ihr Baby bei Bedarf sanft wiegen und schaukeln kann, während sie es massiert.

Diese traditionelle Haltung können Sie auf dem Sofa ebenso einnehmen wie auf dem Fußboden. Wenn Sie möchten, massieren Sie Ihr Baby, während Sie ganz gemütlich im Bett sitzen; das ist vor allem während der ersten zwei Wochen nach der Geburt ohnehin der beste Platz für Sie.

DIE NÄHE IST WICHTIG

Wenn Sie das Massieren auf Ihren Beinen als zu unbequem empfinden, können Sie ruhig auch den Wickeltisch dafür benützen. Das Wichtigste ist schließlich, dass Ihr Baby ununterbrochen Ihre Berührung und Zärtlichkeit spürt.

Vom richtigen Zeitpunkt

Versuchen Sie, der Baby-Massage einen festen Platz im Tagesablauf einzuräumen. Dabei können Sie sich auch am Temperament Ihres Babys orientieren: Tut ihm vielleicht die sanfte Anregung am Morgen gut oder eher das Verwöhnprogramm am Abend? Am schönsten ist es, wenn die Massage zu einem Ritual für Mama und Baby wird: Überlegen Sie, zu welchen Zeiten Ihres gemeinsamen Tagesablaufs regelmäßige Massagen möglich sind. das Wichtigste ist nämlich, dass kein Stress aufkommt und beide die Massage in vollen Zügen genießen.

Sollten Sie einmal zum gewohnten Zeitpunkt etwas anderes vorhaben, spricht nichts dagegen, das Ritual zu verschieben oder ausfallen zu lassen. Bitte machen Sie sich auf keinen Fall Druck, indem Sie die Massage als ein Muss empfinden. Das gilt auch, wenn Sie abgespannt sind oder sich nicht wohl fühlen. Die negative Energie würde sich auf Ihr Kind übertragen und die gewünschte Entspannung wäre dahin.

ZEICHEN WARNEHMEN
Wirkt Ihr Baby verkrampft, wenn Sie es massieren wollen, oder schreit es gar energisch, sollten Sie das »Nein« akzeptieren und die Massage auf einen späteren Zeitpunkt verschieben.

Die Wohltat vorbereiten

Legen Sie sich eine Matte oder eine dicke Decke zurecht. Vielleicht sitzen Sie mit einem Kissen im Rücken und einer kleinen Rolle unter den Knien bequemer. Legen Sie ein Handtuch über Ihre Beine, falls Sie Ihr Baby nicht auf den nackten Beinen massieren wollen. Achten Sie bitte auf kurze Fingernägel und legen Sie zum Massieren Schmuck und Armbanduhr ab. Das Kind sollte während der Massage nackt sein. Die Körperteile, die Sie nicht massieren, können Sie mit einem Tuch bedecken. Und noch etwas: Legen Sie zur Sicherheit eine Windel unter den Babypopo. Wenn sich Ihr Kind entspannt, macht sich das oft in einem Bächlein bemerkbar.

Warmes Öl fürs Wohlbefinden

Die für die Massage benötigte Ölmenge – bei einem Baby sind das etwa 30 ml – füllen Sie zunächst in ein kleines Fläschchen. Das Öl sollte immer angewärmt werden: Stellen Sie dazu das Flsächen entweder in einen Flaschenwärmer oder geben Sie es in eine mit warmem Wasser gefüllte feuerfeste Schüssel auf einem Stövchen. Testen Sie vor der Massage am eigenen Handgelenk, ob die Temperatur stimmt; das Öl darf nur handwarm sein.

Einmal einölen, bitte

Schon beim sanften Einölen können Sie die Verfassung Ihres Babys erspüren: Wirkt es entspannt oder verkrampft? Ist seine Haut kühl oder warm, feucht oder trocken, fest oder weich? Die Bedürfnisse Ihres Babys können von Mal zu Mal unterschiedlich sein. Lassen Sie sich bei Ihrer täglichen Massage einfach von Ihrem Gespür leiten – so entsteht ein lebendiger Austausch und eine Vertrautheit, mit denen Sie die seelische und körperliche Entwicklung Ihres Kindes von Anfang an optimal fördern.

So läuft alles glatt

> Tragen Sie das Massageöl nie direkt auf die Haut auf, es könnte falsch temperiert sein. Geben Sie etwas angewärmtes Öl in Ihre Hände und streichen Sie über den Körper des Babys.
> Für die Vorderseite gilt: Streichen Sie zuerst mit beiden Händen über Kopf, Stirn und Wangen. Im Gesicht nicht zu viel Öl auftragen, sonst kann etwas in die Augen des Babys laufen.
> Lassen Sie sich beim Einölen ruhig Zeit – es ist ebenso Teil des kleinen Rituals wie die Massage selbst. Bei allen ayurvedischen Ölmassagen nimmt diese Vorbereitung einen wichtigen Platz ein. Außerdem können Sie dabei feststellen, ob Geruch und Konsistenz von Öl oder Paste auch wirklich angenehm für Ihren kleinen Liebling sind – und natürlich auch für Sie. Babys können nämlich ganz schön wählerisch sein, wenn es ums Aroma geht – und ihre Meinung dazu laut und recht deutlich kundtun.

WARME HÄNDE

Ganz wichtig beim Massieren: Ihre Hände sollten angenehm warm sein, damit Ihr Baby sich wohlig entspannen kann.
> Aufwärmend und wohltuend wirkt ein Handbad vor Massagebeginn (etwa 2 Minuten in 35–38 °C warmem Wasser).
> Reiben Sie die Hände kräftig aneinander und machen Sie etwas »Fingergymnastik« – dann werden Ihre Hände warm und zudem schön locker.
> Auch ein Tropfen Orangenöl, zwischen den Händen verrieben, hat eine aufwärmende Wirkung. Achtung: Machen Sie vorher wie auf Seite 34 beschrieben einen kleinen Allergietest in der Armbeuge Ihres Babys.

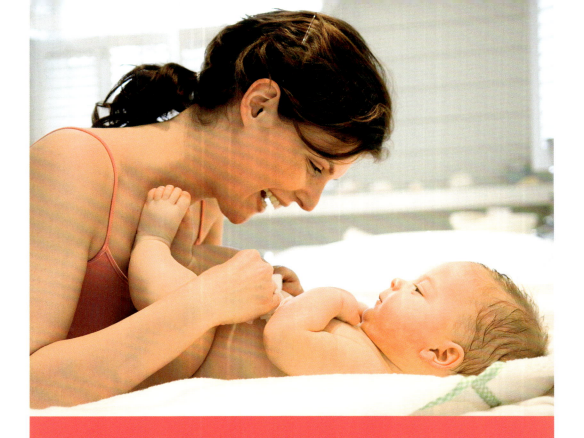

Massagen für jeden Tag

Die klassische indische Baby-Massage besteht aus nur wenigen, einfachen Griffen. Das Wichtigste bei dieser Behandlung ist nämlich nicht eine Vielzahl verschiedener Techniken, sondern der Körperkontakt und die Zuwendung – und die Tatsache, dass Öle, Pasten oder Pulver gut von der empfindlichen Babyhaut aufgenommen werden können. Es ist besser, täglich wenige Griffe anzuwenden, als mühsam komplizierte Abläufe zu erlernen, die Sie dann nur ab und zu einsetzen.

Nun ist es so weit: Der Platz für die Baby-Massage ist vorbereitet, und Sie haben eine wunderbar entspannende und kuschelige Atmosphäre für sich und Ihr Kind geschaffen (mehr dazu ab Seite 47).

Für alle »Altersklassen« geeignet

In diesem Kapitel finden Sie Anleitungen für die tägliche Massage Ihres Babys bis zum Kleinkindalter. Zuerst kommen natürlich die Neugeborenen auf ihre Kosten: Sanfte Teilmassagen sind genau nach ihrem Geschmack. Ab dem zweiten Lebensmonat darf es dann schon etwas mehr sein: Hier kommen eine Morgen- und Abendmassage ins Spiel (siehe Seite 54 ff.). Da ältere Babys bis hin zum Kleinkind entspannende Rückenmassagen lieben, wurden auch diese berücksichtigt. Mehr dazu finden Sie ab Seite 67.

Ab wann kann ich mit den Massagen beginnen?

In Indien werden gesunde Babys bereits unmittelbar nach der Geburt massiert (siehe Seite 26). Generell empfiehlt es sich, ab dem fünften Tag mit der Massage zu beginnen; allerdings darf bei Fieber oder bei Säuglingsgelbsucht nicht massiert werden. Beschränken Sie sich innerhalb der ersten vier Wochen auf Teilmassagen, wie sie auf Seite 52/53 beschrieben sind. Die Bauchzone darf dabei erst mitbehandelt werden, wenn der Nabel nicht mehr nässt und gut verheilt ist.

Gibt es eine Altersbegrenzung?

Massieren Sie Ihr Kind, solange es Ihnen beiden Freude macht – nach oben gibt es keine Altersbegrenzung. Sicher wird es immer wieder Momente geben, in denen Mamas oder Papas gezielte Streicheleinheiten regelrecht eingefordert werden. Gerade in neuen Lebenssituationen, beispielsweise zu Beginn des Kindergartenbesuchs oder in den ersten Schultagen, wird das vertraute Ritual Ihrem Kind Selbstbewusstsein und Sicherheit geben. Und

---

MASSIEREN NICHT ERLAUBT!

Bitte massieren Sie nicht ...

> wenn Ihr Baby gerade gegessen hat oder Ihnen zeigt, dass es hungrig ist;

> wenn es sich energisch sträubt und laut schreit;

> wenn Ihr Baby fiebert;

> wenn Ihr Kind unter einer entzündlichen Hautkrankheit leidet;

> wenn Sie selbst nervös, gestresst oder schlecht gelaunt sind.

> Solange der Nabel nicht völlig abgeheilt und trocken ist, darf der Bauch nicht mitmassiert werden.

---

auch für größere Kinder gilt ebenso wie für die Kleinsten: Die Massage ist immer noch ein wunderbares Mittel, um eine mit fortschreitendem Alter des Kindes verloren geglaubte Nähe wiederherzustellen. Der Genuss ist auch hier für Eltern und Kinder gleichermaßen groß.

Wie lange sollte eine Massage dauern?

Bei Neugeborenen sollten Sie nicht länger als fünf Minuten massieren. Ab der vierten Woche können Sie die Behandlung dann auf etwa zehn Minuten ausdehnen. Vertrauen Sie dabei auf Ihr Gespür für die Bedürfnisse Ihres Kindes. Grundsätzlich sollte eine Baby-Massage insgesamt jedoch nicht länger als etwa 15 Minuten dauern.

ACHTSAMKEIT
Wenn Sie einmal weniger Zeit haben, massieren Sie lieber nur eine Körperstelle ganz aufmerksam, als das gesamte Programm in aller Eile herunterzuspulen.

Teilmassage für Neugeborene

Massieren liegt zunehmend im Trend – kein Wunder also, dass immer mehr Hebammen den jungen Müttern nach der Geburt einige Griffe für die Baby-Massage vermitteln. Dabei fällt auf, wie berührungsängstlich manche Frauen in der ersten Zeit nach der Geburt sind, besonders wenn es sich um ihr erstes Kind handelt. Vor allem wenn ihr Sprössling ein zartes Vata-»Lämmchen« ist (siehe Seite 43), zögern sie vielleicht, mit den täglichen Massagen zu beginnen; sie haben Angst, ihrem Kind womöglich wehzutun. Diese Sorge ist aber ganz unbegründet. Neugeborene Babys sind nämlich nicht so zerbrechlich, wie sie auf den ersten Blick wirken. Im Gegenteil: Gerade bei den besonders zarten, zierlichen Babys sollte man früh mit sanften Streichungen und warmem Öl beginnen. Das stärkt die kleinen Sensibelchen und weckt die Nachfrage nach mehr.

Klein, aber fein

In den ersten vier Lebenswochen Ihres Kindes sollten Sie es bei einer Teilmassage, wie sie rechts gezeigt wird, belassen. Wiederholen Sie alle Griffe einige Male; insgesamt soll die Massage jedoch nicht länger als fünf Minuten dauern. Wichtig: Achten Sie unbedingt auf ausreichend Wärme bei der Massage.

Massagen für jeden Tag 53

Massage 1

1 › Massieren Sie Arme, Beine, Kopf, Gesicht und Rücken Ihres Babys ganz leicht mit sanften Streichungen – mal mit dem Daumen, mal mit der flachen Hand.

Massage 2

› Öffnen Sie das Babyhändchen wie einen Fächer, indem Sie mit einem Daumen die Fingerchen vorsichtig herunterdrücken.

2 › Mit dem anderen Daumen massieren Sie sanft kreisend die Handfläche des Babys. Anschließend die andere Hand ebenso zart massieren.

Massage 3

3 › Halten Sie einen Babyfuß locker in der Hand. Reiben Sie mit dem Daumen auf der Fußsohle des Babys ganz behutsam auf und ab. Dann dasselbe nochmal am anderen Fuß.

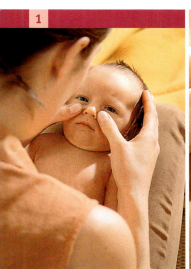
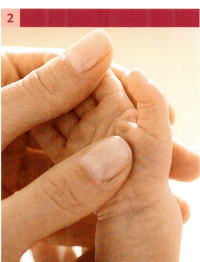
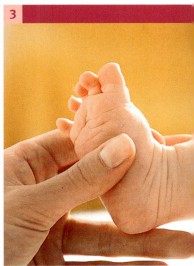

Die Morgenmassage

Diesen anregend wirkenden Massageablauf können Sie ab dem zweiten Lebensmonat Ihres Babys anwenden. Dabei massieren Sie den ganzen Körper des Kindes. Ihr Baby liegt auf Ihren ausgestreckten Beinen oder einer weichen Unterlage vor Ihnen. Sein Gesicht ist Ihnen zugewandt, die Füßchen berühren Ihren Bauch. Tipps zum Einölen finden Sie auf Seite 49.

Wiederholen Sie alle Griffe 5- bis 10-mal. Verlassen Sie sich auch hier wieder auf Ihr Gefühl: Stimmen Sie die Anzahl der Wiederholungen darauf ab, ob die Massage Ihrem Baby gefällt oder nicht.

Wichtig: Massieren Sie immer gleichmäßig schnell. Wechseln Rhythmus und Tempo der Bewegung während der Massage immer wieder, beunruhigt dies Ihr Baby. Damit die Massage anregend und vitalisierend wirkt, massieren Sie relativ fest und zügig gegen den Haarstrich.

Kopf und Gesicht

1 › Beginnen Sie links und rechts von der Fontanelle (nicht auf ihr). Dabei darf ruhig etwas Öl in die Vertiefung der Fontanelle fließen. Streichen Sie mit flachen Händen bis zur Kinnmitte.

› Jetzt mit beiden Daumen abwechselnd von der Stirnmitte nach außen zu den Schläfen streichen.

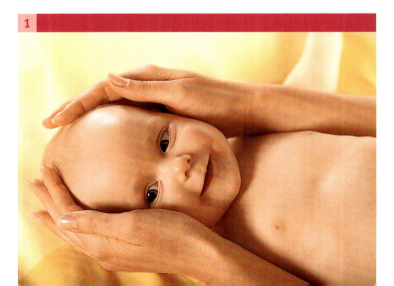

Massagen für jeden Tag 55

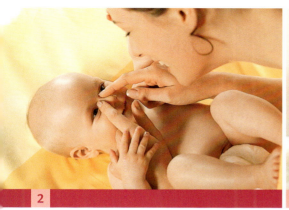
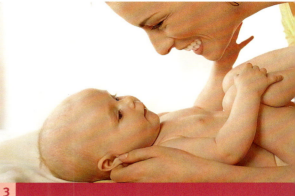

> Das Gleiche nun mit den Fingerspitzen: Abwechselnd mit den Fingerspitzen der linken und rechten Hand von der Stirnmitte zur Schläfe streichen.

2 > Legen Sie beide Mittel- oder Zeigefinger oder Ihre Daumen links und rechts an die Nasenwurzel des Babys. Streichen Sie an den Nasenflügeln entlang abwärts Richtung Mund.

> Die Fingerspitzen beider Hände oder die Daumen leicht an die Nasenflügel legen. Dann auf beiden Seiten gleichzeitig quer über die Wange zum Ohr hin sanft ausstreichen.

> Legen Sie beide Daumen im Bereich zwischen Oberlippe und Nase auf und streichen Sie abwechselnd von der Mitte zur Seite hin.

> Den gleichen Massagegriff führen Sie nun an der Kinnpartie aus: Beide Daumen unter das Kinn legen und von der Kinnmitte ausgehend am Kiefer entlang zur Seite hin ausstreichen.

3 > Nehmen Sie nun die kleinen Ohren vorsichtig zwischen Zeigefinger und Daumen und massieren Sie mit den Daumen in kleinen Kreisen ganz sanft die weichen, zarten Ohrmuscheln.

> Zum Abschluss der Gesichtsmassage streichen Sie noch einmal, wie im ersten Schritt dieser Massagefolge beschrieben, mit beiden Handflächen von der oberen Kopfmitte seitlich am Gesicht entlang bis zum Kinn herunter.

MORGENMASSAGE AUF EINEN BLICK

> Sie eignet sich für Babys ab dem zweiten bis zum siebten Lebensmonat.
> Die Massage wird gegen die Wuchsrichtung der Haare an Kopf und Körper des Babys ausgeführt.
> Bei den Griffabläufen dürfen Sie ruhig kräftigen Druck ausüben.
> Achten Sie auf schnelle, zügige Griffabläufe und kreisende Bewegungen.

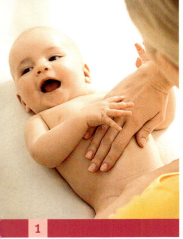

Oberkörper

› Legen Sie Ihre beiden Hände locker nebeneinander auf die Schulterpartie des Kindes. Massieren Sie mit langen und behutsamen Streichbewegungen über die Schultern seitlich bis hinab zu den Oberarmen.

1 › Mit der flachen Hand streichen Sie von der linken Flanke diagonal zur rechten Schulter hoch. Dann mit der anderen flachen Hand von der rechten Flanke diagonal zur linken Schulter.

WICHTIG: Die Bewegungen sollen fließend ineinander übergehen: Ist eine Hand an der Schulter, fängt die andere bereits wieder unten an, um zur anderen Schulter hinauf zu streichen.

Arme

› Drehen Sie das Baby zur Seite, damit der zu massierende Arm oben liegt.

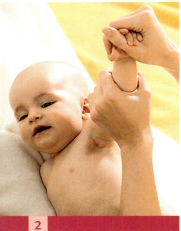

Melkgriff

2 › Halten Sie mit einer Hand das Händchen fest. Der Arm ist nach oben gestreckt. Mit der anderen Hand »melken« Sie jetzt nach unten: Sie umschließen das Handgelenk und ziehen Ihre Hand zum Oberarm des Babys. Dabei bilden Ihre Finger einen Ring.

› Den anderen Arm ebenso massieren.

Schraubgriff

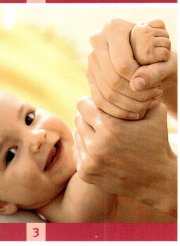

3 › Umschließen Sie einen Unterarm des Babys mit beiden Händen. Massieren Sie nun, indem Sie die Hände gegeneinander drehen, immer vor und zurück. Dabei wandern Ihre Hände gleichzeitig am Arm entlang nach unten, immer weiter zur Schulter hin.

› Danach drehen Sie das Kind zur anderen Seite und massieren den anderen Arm ebenso.

WICHTIG: Bei diesem Griff ohne Druck und mit reichlich Öl massieren. Geben Sie besonders an den empfindlichen Gelenken acht: Hier bitte nie zerren oder drücken.

Beine

Melkgriff

> Ihr Baby liegt auf dem Rücken. Ein Bein ist nach oben gestreckt, Sie halten das Füßchen sanft in Ihrer Hand.

4
> Massieren Sie mit der anderen Hand das Babybein genauso »melkend« wie vorher die kleinen Arme: Ihre Finger bilden einen Ring, den Sie immer weiter zum Oberschenkel ziehen.

> Sind Sie dort angekommen, wechseln die Hände in einer fließenden Bewegung. Das andere Bein nicht vergessen.

Füße

> Halten Sie einen Fuß locker in den Händen und massieren Sie mit beider Daumen auf den Fußsohlen sanft auf und ab.

5
> Nun mit einem Daumen in kleinen Kreisen die Sohle massieren.

> Mit dem anderen Bein ebenso verfahren.

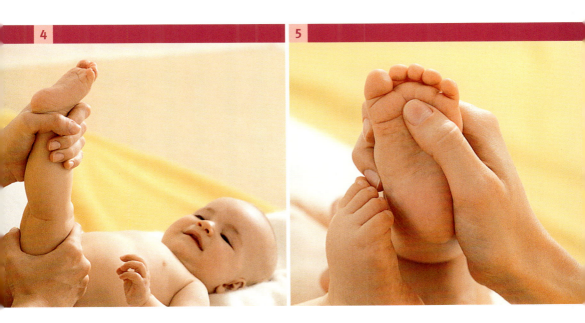

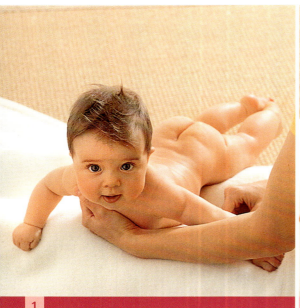
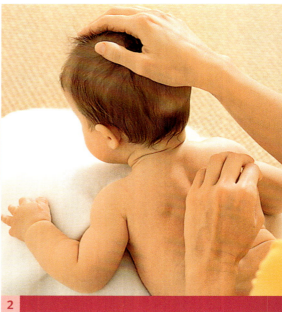

Die Körperrückseite

1. › Jetzt drehen Sie Ihr Baby vorsichtig über die Seite vom Rücken auf den Bauch. Es liegt nun der Länge nach vor Ihnen. Sie können das Kind aber auch so hinlegen, dass es quer vor Ihnen auf dem Bauch liegt.

   › Geben Sie nochmals etwas angewärmtes Öl auf Ihre Hände und reiben Sie den Hinterkopf und den Rücken Ihres Babys gut damit ein.

Hinterkopf

2. › Streichen Sie mit beiden Händen abwechselnd in einer Abwärtsbewegung über das Hinterköpfchen bis zum Nacken des Babys. Halten Sie dabei Ihre Hände ganz locker mit leicht gespreizten Fingern, so dass Sie den Hinterkopf ganz umfassen und Ihre Handfläche sich gut der Kopfrundung anpassen kann.

Massagen für jeden Tag 59

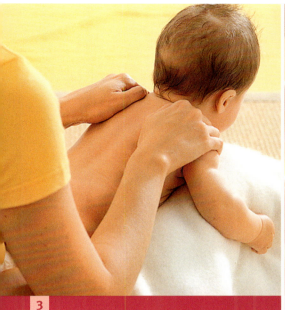

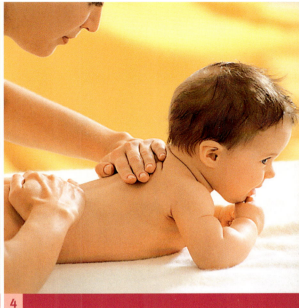

Schultern

3 › Streichen Sie mit beiden Händen sanft, aber intensiv über die Schulterpartie Ihres Kindes. Stellen Sie sich dabei vor, Sie würden einen runden Gegenstand über den Nacken und die Schultern des Babys auf und ab rollen. Massieren Sie die Stelle, wo der Hals in den Nacken übergeht, etwas fester.

Rücken

4 › Legen Sie beide Hände so auf die Babytaille, dass sie quer zum Rücken liegen; die linke Hand über der rechten. Nun streichen Sie mit Ihrer Linken über den Rücken Ihres Babys aufwärts bis zum Nacken.

› Wenn Sie fast oben angekommen sind, beginnen Sie mit der rechten Hand an der Taille des Babys mit derselben Aufwärts-Bewegung und setzen mit der rechten Hand wieder unten an der Taille an – und so weiter.

5 › Legen Sie beide Hände flach nebeneinander auf den Rücken des Babys. Ihre Fingerspitzen zeigen dabei zum Hals des Kindes. Streichen Sie nun mit beiden Händen gleichzeitig von der Taille bis hinauf zum Nacken.

Oberschenkel

› Halten Sie das linke Bein des Kindes locker mit einer Hand fest. Mit der anderen Hand reiben Sie nun flach über die Außenseite des linken Oberschenkels aufwärts, also vom Knie bis nach oben zur Hüfte.

6 › Nun massieren Sie das rechte Bein ebenso: Halten Sie das Bein mit einer Hand und fahren Sie mit der anderen flachen Hand den Oberschenkel hinauf.

› Zum Abschluss drehen Sie Ihr Kind wieder in die Ausgangslage zurück. Es liegt jetzt wieder auf dem Rücken, das Gesicht Ihnen zugewandt, längs auf Ihren Beinen oder auf der Unterlage.

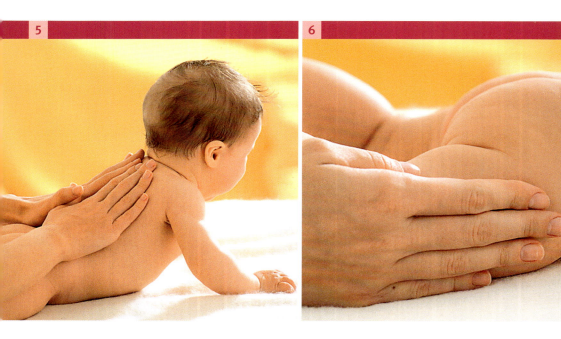

Massagen für jeden Tag 61

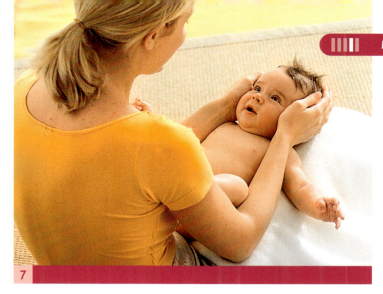

7

Abschluss der Morgenmassage

> Ölen Sie Ihre Hände nochmals ein. Legen Sie sie wieder auf den Kopf des Babys, rechts und links neben die Fontanelle.

7 > Streichen Sie mit beiden Händen seitlich am Gesicht entlang, über Schultern, Oberkörper und die Beine bis zu den Füßchen den gesamten Körper aus.

> Halten Sie die Füßchen Ihres Kindes in den Händen und verweilen Sie einen Moment so. Dann decken Sie Ihr Baby gut zu, damit es nicht friert.

Mehr, mehr, mehr ...
Ihr Baby kann von diesen Streicheleinheiten am Morgen gar nicht genug bekommen? Dann können Sie das Vergnügen ja noch ewas ausdehnen, indem Sie Ihrem Kind ein duftendes und entspannendes Bad mit Lavendelöl bereiten, wie das zum Beispiel auf Seite 75 beschrieben ist.
Oder Sie entschließen sich dazu, für sich und Ihr Baby eine wohltönende Klangschale zu kaufen – vielleicht liebt Ihr kleiner Genießer ja die feinen Schwingungen der exotischen Schalen. Wie Sie mit den Schalen arbeiten, wo es sie zu kaufen gibt und worauf Sie beim Kauf achten sollten, erfahren Sie ab Seite 74.

> **GU-ERFOLGSTIPP**
> **PFLEGE FÜR UNTERWEGS**
>
> Wollen Sie Ihr Baby unterwegs, z. B. auf Reisen, mit Teilmassagen verwöhnen, eignen sich besonders gut Öle in luftdicht verpackten Gelatinekapseln. Besonders empfehlenswert (wenn auch nicht ganz billig) sind Kapseln mit Nachtkerzen-, Wildrosen- und Kukuinussöl. Zusätzlicher Vorteil: Die Öle können nicht ranzig werden.

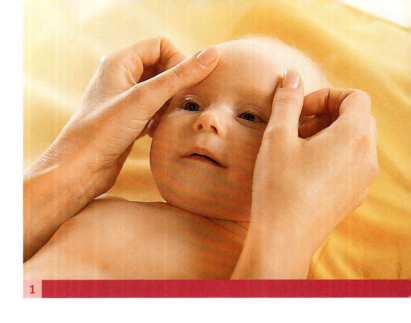

Die Abendmassage

Wenn Sie morgens nicht genug Muße für eine ausgiebige Baby-Massage finden oder selbst noch zu müde sind, können Sie sich auch am Abend die Zeit dafür nehmen. Vielleicht stellen Sie ja auch fest, dass Ihr Baby das Ritual zu dieser späten Stunde noch mehr genießt und danach friedlich einschlummert. Probieren Sie es einfach einmal aus.

Darauf kommt es an

Bei der entspannenden Abendmassage, die sich wie die Morgenmassage vom zweiten bis zum siebten Lebensmonat eignet, liegt Ihr Baby wieder auf Ihren ausgestreckten Beinen oder auf einer bequemen Unterlage vor Ihnen. Sein Gesicht ist Ihnen zugewandt, die Füßchen berühren Ihren Bauch. Tipps zum Einölen finden Sie auf Seite Seite 49.

Wie bei der Morgenmassage wiederholen Sie alle beschriebenen Griffe 5- bis 10-mal; achten Sie bei der Anzahl der Wiederholungen wiederum auf Ihr Gespür und die Reaktionen Ihres Babys.

Anders als morgens massieren Sie jetzt den Babykörper mit dem Haarstrich. Massieren Sie außerdem langsamer und mit viel weniger Druck. Auch hier wichtig: Massieren Sie immer gleichmäßig schnell, da ein Tempowechsel Ihr Baby beunruhigen könnte.

GUTE NACHT
Gerade abends ist es wichtig, die Massage ganz sanft und ruhig auszuführen. Ihr Baby wird sonst unruhig und schläft schlecht ein.

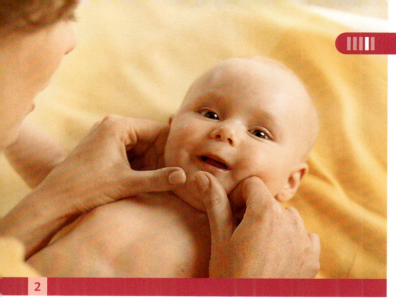

2

Kopf und Gesicht

Gesicht und Kopf werden wie am Morgen behandelt (siehe Seite 54):

› Legen Sie die Hände links und rechts neben die Fontanelle und streichen Sie am Gesicht entlang abwärts.

1 › Massieren Sie mit beiden Daumen abwechselnd von der Stirnmitte nach außen; anschließend wiederholen Sie diese Bewegung mit den Fingerspitzen.

› Streichen Sie nun mit beiden Mittelfingern von der Nasenwurzel bis zu den Mundwinkeln.

› Mit den Fingerspitzen beider Hände von den Nasenflügeln zu den Ohren streichen.

› Mit beiden Daumen streichen Sie abwechselnd oberhalb der Oberlippe zu den Seiten hin.

2 › Die gleiche Bewegung am Kinn: Mit beiden Daumen abwechselnd von der Kinnmitte zu den Seiten streichen.

› Nehmen Sie die Ohrmuscheln zwischen Daumen und Zeigefinger und massieren Sie sie sanft kreisend.

› Abschließend streichen Sie noch einmal wie zu Beginn der Kopfmassage seitlich am Gesicht abwärts.

IM GESPRÄCH

Sprechen Sie mit dem Baby, was Sie als Nächstes tun werden, dann kann es sich darauf einstellen. Auch wenn es Ihre Worte noch nicht versteht: Das Unterbewusstsein arbeitet.

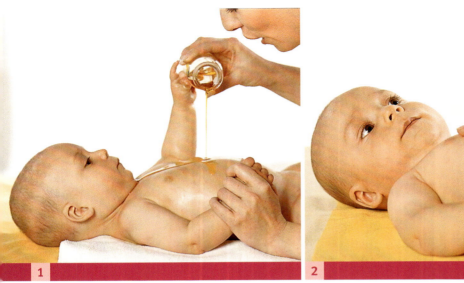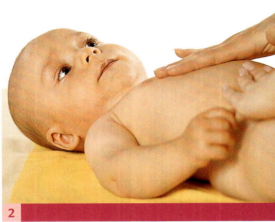

1 | 2

Der Oberkörper

1 › Um die Temperatur des Öls zu prüfen, geben Sie etwas angewärmtes Öl in eine Hand. Wenn die Temperatur Ihnen angenehm ist – sie sollte etwa der Körpertemperatur entsprechen – lassen Sie etwas Öl in einem sanften Strahl auf die Brustmitte des Babys fließen.

2 › Streichen Sie nun mit beiden Händen von der Brustmitte zur Seite – etwa so, als würden Sie die Seiten eines aufgeschlagenen Buches glätten.

› Halten Sie nun mit einer Hand beide Beinchen des Kindes gestreckt und setzen Sie sich so zum Kind, dass die Füßchen Ihren Bauch berühren. Legen Sie die andere flache Hand quer über die Brustpartie des Babys und streichen Sie über die Brust und den kleinen Bauch sanft abwärts.

Massagen für jeden Tag 65

Arme

> Ölen Sie die Arme Ihres Babys ein. Nun werden die Arme mit denselben Griffen wie bei der Morgenmassage behandelt (siehe Seite 56). Allerdings beginnen Sie diesmal am Oberarm.

3 > Drehen Sie das Baby wie bei der Morgenmassage auf die Seite, so dass Sie mit dem oben liegenden Arm beginnen können.

Melkgriff

4 > Halten Sie mit einer Hand das Händchen fest. Der Arm des Babys ist nach oben vom Körper weggestreckt. Mit der anderen Hand umfassen Sie den Oberarm des Babys und »melken« in Richtung des kleinen Handgelenks: Ihre Finger bilden dabei einen Ring. Sie ziehen Ihre Hand nach oben.

Schraubgriff

5 > Umschließen Sie einen Oberarm des Babys mit beiden Händen. Massieren Sie nun, indem Sie Ihre Hände gegeneinander drehen, vorsichtig und ohne Druck immer vor und zurück. Dabei wandern Ihre Hände gleichzeitig langsam zum Handgelenk.

> Nun drehen Sie Ihr Kind zur anderen Seite und massieren den anderen Arm ebenso.

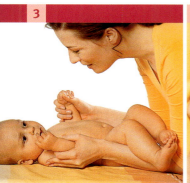
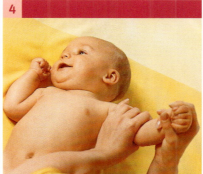
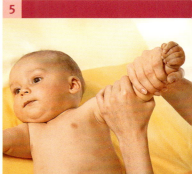

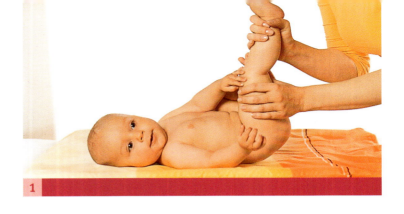

Beine und Füße

> Ölen Sie die Beine Ihres Babys ein und behandeln Sie sie mit denselben Griffen wie bei der Morgenmassage (siehe Seite 57).

> Massieren Sie aber in die entgegengesetzte Richtung: Beginnen Sie am Oberschenkel und arbeiten Sie sich zum Fußgelenk vor.

Melkgriff

> Ein Bein des Babys wird nach oben gestreckt. Mit einer Hand halten Sie das Füßchen. Massieren Sie mit der anderen Hand das Bein so »melkend« wie vorher die Arme: Ihre Finger bilden einen Ring, den Sie vom Oberschenkel zum Fußgelenk ziehen.

> Sind Sie beim Fußgelenk angekommen, wechseln Ihre Hände in einer fließenden Bewegung: Die Hand, mit der Sie gerade massiert haben, hält jetzt das Füßchen, die andere fängt am Oberschenkel erneut an.

> Als Abschluss halten Sie das Füßchen nach oben. Mit beiden Daumen streichen Sie auf den Fußsohlen auf und ab.

> Massieren Sie die Sohle kreisend mit Ihren Daumen.

> Nun sind das andere Bein und der andere Fuß an der Reihe.

Die Körperrückseite

> Um den Rücken Ihres Kindes zu massieren, drehen Sie es auf den Bauch. Sie können das Baby auch so drehen, dass es quer vor Ihnen liegt (Bild 1 auf Seite 58). Ölen Sie als Vorbereitung nochmals gründlich seinen Hinterkopf und den Rücken ein.

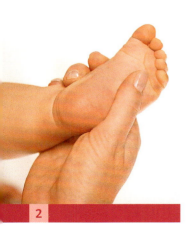

Hinterkopf

› Streichen Sie mit beiden Händen abwechselnd über den Hinterkopf bis zum Nacken. Umfassen Sie dabei locker den ganzen Kopf. Der Griff ist auf Seite 58 ausführlich beschrieben.

Rücken

› Geben Sie wieder etwas angewärmtes Öl in Ihre Hand. Gießen Sie das Öl langsam an der Wirbelsäule entlang abwärts über den Rücken.

3 › Legen Sie die Hände quer zum Rücken leicht auf den Nacken. Streichen Sie mit beiden Händen abwechselnd langsam und sanft vom Nacken zur Taille hinunter. Sie bedecken mit Ihren Handflächen den ganzen Rücken und können so jede Muskelbewegung Ihres Babys spüren.

4 › Halten Sie mit einer Hand die Füße; die Beine des Babys sind dabei leicht nach oben gestreckt. Mit der anderen Hand streichen Sie langsam seitlich vom Nacken über Rücken, Po und Beine bis zu den Fersen. Nun wechseln Sie die Hände und streichen die andere Seite ebenso aus. Lassen Sie Ihre ganze Energie in diese Bewegung fließen, so dass der Körper Ihres Babys wohltuend durchströmt wird.

› Zum Abschluss der Abendmassage drehen Sie Ihr Baby wieder auf den Rücken. Ölen Sie Ihre Hände ein, und schließen Sie die Massage mit einem langen Ausstreichen ab: von der Kopfmitte über Gesicht, Schultern, Leib und Beine bis zu den Füßen. Hier verweilen Sie noch etwas.

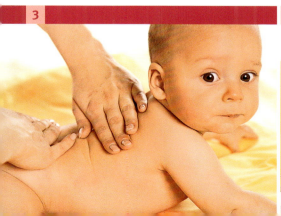
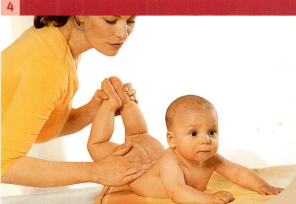

Teilmassage für Krabbelkinder

Im achten, neunten Lebensmonat wird es sicherlich langsam schwierig, Ihr Baby mit einer Ganzkörpermassage zu verwöhnen. Natürlich können Sie alle bisher beschriebenen Griffe weiterhin anwenden. Die Frage ist nur, ob Ihr Baby nicht anderweitig beschäftigt ist: So vieles gibt es nun für die Kleinen zu entdecken, weshalb Ihr Kind vielleicht nicht mehr lange ruhig liegen mag und es Ihnen mittendrin einfach davonkrabbelt. Deshalb bietet sich jetzt eher eine kürzere Teilmassage an.

Wenn es schnell gehen muss ...

Falls die Zeit einmal knapp ist oder Ihr Baby es eilig hat, die Welt zu entdecken, können Sie ab dem achten Monat diese Massage-Kurzversionen ausprobieren.

Kurzmassage

> Geben Sie in jedes Öhrchen 1–2 Tropfen Sesamöl.

1 > Ölen Sie Ihre Hände ein. Legen Sie sie links und rechts neben die Fontanelle und streichen Sie von der oberen Kopfmitte seitlich am Gesicht entlang, dann am Körper abwärts zu den Füßen.

KLEINE ENTDECKER LEBEN GEFÄHRLICH

Ganz wichtig ab dem Krabbelalter: Stövchen oder Teelicht zaubern zwar eine gemütliche Atmosphäre, dürfen sich aber ebenso wie das Massageöl nicht in Reichweite Ihres kleinen Bewegungstalents befinden. Sowohl Teelicht als auch Öl sind begehrte Objekte für kleine Entdecker, wobei das flackernde Licht der Kerze sicherlich den größeren Reiz ausübt. Sie werden bald feststellen, dass mit zunehmendem Alter die Massage Ihres Babys immer schwieriger wird, da die Kleinen ihre Mamas ganz schön auf Trab halten können. Und eben das ist für den wirkungsvollen und fließenden Ablauf einer Baby-Massage störend.

Damit Sie nicht immer Angst haben müssen, dass Kerzen umfallen oder Ihr Baby sich an der Flamme brennt, sollten Sie auf das stimmungsvolle Kerzen-Ambiente verzichten und das Öl stattdessen in einem elektrischen Fläschchenwärmer auf Temperatur halten.

> Nun drehen Sie Ihr Baby auf den Bauch und massieren auch die Rückseite des Körpers mit einer sanften Streichbewegung. Dabei streichen Sie Ihrem Baby über den Hinterkopf, den Nacken, den Rücken und die Beine bis zu den Fußsohlen.

> Zum Abschluss halten Sie die Babyfüße einen Moment in den Händen.

WaPee-Care-Massage

Reinigt und pflegt die Haut, aktiviert den Stoffwechsel.

Sie brauchen: 50 ml biologisches Sonnenblumenöl | 30 ml Calendulaöl | 20 ml Johanniskrautöl | 20 g Bienenwachs (vom Bio-Imker) | 30 g Kakaobutter | natürliches, flüssiges Vitamin E (Alpha-Tocopherol, Apotheke) | 1 TL Maisgrieß (Polenta)

> Sonnenblumen-, Calendula- und Johanniskrautöl, Bienenwachs und Kakaobutter in einem feuerfesten Schälchen über dem heißen Wasserbad bei 50–60 °C erwärmen beziehungsweise zum Schmelzen bringen.
> Wenn sich alles verflüssigt hat, 5 Tropfen flüssiges Vitamin E in die Mischung rühren.
> Auf ca. 35 °C abkühlen lassen und zuletzt den Maisgrieß einrühren; in einen verschließbaren Glastiegel abfüllen.
> Reiben Sie den Körper Ihres Kindes in sanft kreisenden Bewegungen mit WaPee-Care ein und waschen Sie anschließend den Balsam mit warmem Wasser wieder ab.

EXTRA FÜR DIE MAMA
»WaPee-Care« gibt's auch für die junge Mutter: Blättern Sie einfach weiter auf Seite 103.

Dem Babyrücken Gutes tun

Eine Rückenmassage ist als Teilmassage sehr zu empfehlen. Schon kleine Babys haben oft Verspannungen im Rücken und genießen deshalb die Massage sehr. Sie können sie zudem durchführen, während das Baby vor Ihnen sitzt. Die Griffe sollten Sie jeweils 10- bis 15-mal wiederholen (siehe nächste Seite).

Entspannende Massage für den Babyrücken

> Ölen Sie den Rücken Ihres Babys ein. Geben Sie dazu Öl auf Ihre Hände und streichen Sie dann über den Rücken.

> Streichen Sie mit beiden flachen Händen gleichzeitig rechts und links die Schulterpartie aus, und zwar vom Halsansatz über die Schultern bis zu den Oberarmen.

1 > Die gleiche Bewegung von innen nach außen führen Sie nun mit den Daumen aus. Sie dürfen dabei ruhig etwas stärkeren Druck ausüben.

> Legen Sie die Hände nebeneinander auf den unteren Rücken des Babys.

2 > Nun streichen Sie von der Taille aufwärts über den Rücken bis zum Halsansatz des Kindes.

> Ohne die Bewegung zu unterbrechen, streichen Sie dann mit beiden Händen über die Schultern und am seitlichen Rücken entlang zurück zur Taille.

> Beide Daumen fahren nun links und rechts an der Wirbelsäule entlang vorsichtig und mit wenig Druck nach oben, von der Taille zum Halsansatz.

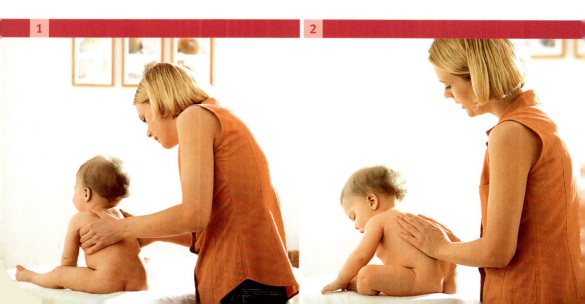

Massagen für jeden Tag

> Oben angekommen, streichen Sie mit den flachen Händen über die Schultern und den Rücken zurück zur Taille.

WICHTIG: Niemals direkt auf der Wirbelsäule, sondern nur daneben massieren!

> Beginnen Sie nun am unteren Rücken: Sie streichen mit der rechten, flachen Hand quer von links nach rechts über den Rücken, danach mit der linken Hand von rechts nach links.

> Fahren Sie fort: Beide Hände streichen den Rücken abwechselnd zur Seite hin aus. Dabei »arbeiten« Sie sich von der Taille bis zum Halsansatz hinauf.

> Legen Sie die Fingerspitzen Ihrer rechten Hand auf den Nacken Ihres Babys, unterhalb des rechten Ohres.

3 > Streichen Sie dann über die Schultermulde bis zum Oberarm den ganzen Schulterbereich aus. Denselben Griff führen Sie anschließend mit der linken Hand an der linken Schulterseite aus.

> Zum Abschluss legen Sie beide Hände quer nebeneinander auf den unteren Rücken des Babys. Streichen Sie mit flachen Händen von der Taille bis zum Nacken über den Rücken.

4 > Ohne die Bewegung zu unterbrechen, streichen Sie nun fließend über die Schultern und den seitlichen Rücken zurück zur Taille.

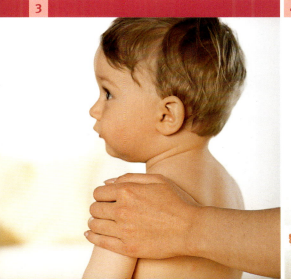

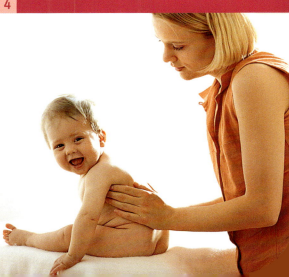

Yoga für die Kleinsten

In Indien wird die Baby-Massage traditionell mit einigen kleinen Yoga-Übungen abgeschlossen. Sie lösen so auf sanfte Weise kleinere Verspannungen und Blockaden. Die hier vorgestellten Übungen eignen sich für Babys ab drei Monaten.

Arme verschränken

> Das Baby liegt vor Ihnen auf einer bequemen, nicht zu weichen Unterlage oder auf Ihren Beinen. Sie halten beide Händchen in Ihren Händen.

1 > Breiten Sie nun die Arme des Babys gestreckt zur Seite aus und kreuzen Sie sie dann über dem Brustkorb des Kindes.

> Wiederholen Sie die Bewegung so, dass beim Kreuzen der andere Arm unten liegt. Insgesamt 3- bis 5-mal.

Arm und Bein über Kreuz

> Fassen Sie mit einer Ihrer Hände behutsam die rechte Babyhand und nehmen Sie den linken Fuß des Babys in Ihre andere Hand.

2 > Führen Sie nun den rechten Arm des Babys schräg nach unten, das linke Bein gleichzeitig schräg nach oben, so dass sie sich über der Körpermitte kreuzen.

> Wiederholen Sie den Bewegungsablauf mit dem linken Arm und dem rechten Bein. Auf jeder Seite 3- bis 5-mal.

WICHTIG: Diese Übung dürfen Sie nur bei Babys mit gesundem Hüftgelenk ausführen.

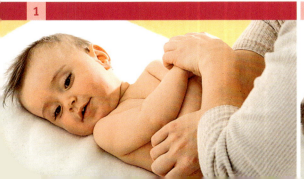
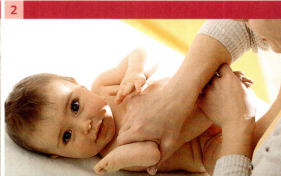

Massagen für jeden Tag 73

Yoga-Atemübungen

Mit diesen einfachen Atemübungen aus dem Yoga können Sie Atemzug um Atemzug gemeinsam genießen. Mit beiden Sequenzen können Sie kurz nach der Geburt beginnen, wobei drei bis fünf Minuten pro Übung völlig ausreichen.

Atmen mit dem Baby

> Das Baby liegt auf dem Rücken vor Ihnen, es kann Sie gut sehen.

3 > Legen Sie eine Hand auf Babys Bauch und spüren Sie, wie die Luft in Lungen und Bauchraum ein- und ausströmt und wie sich Brust und Bauch heben.

> Stellen Sie eine Verbindung zu Ihrem Baby her, indem Sie versuchen im Gleichklang mit seinen Atemzügen zu atmen. Nach einiger Zeit lösen Sie die Hand wieder vom Bauch des Kindes.

Für tiefen Atem

> Das Baby liegt vor Ihnen auf dem Wickeltisch, die Beine zeigen zu Ihnen.

4 > Fassen Sie mit einer Hand den Po, mit der anderen beide Beine an den Oberschenkeln oberhalb der Kniekehlen. Beim nächsten Ausatmen ziehen Sie die Beine sanft zum Bauch hin.

> In dieser Haltung atmet das Baby einige Male ein und aus.

> Beim nächsten Ausatmen lassen Sie die Beine wieder los. Wiederholen Sie das Ganze 5-mal; achten Sie dabei auf den Atemrhythmus des Kindes.

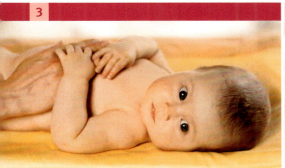
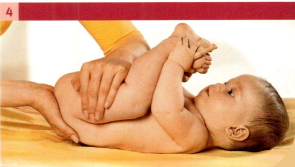

Klangschalenzauber

Neugeborene reagieren sehr sensibel auf Geräusche und Klänge. Dies ist einer der Gründe, warum in vielen Kulturen Mutter und Kind die erste Zeit nach der Geburt eher zurückgezogen verbringen. Statt mit ausgelassenen Feiern macht man dem kleinen Erdenbürger durch sanfte Klänge die Wirklichkeit schmackhaft. Bei indianischen Völkern wird gern Flötenspiel eingesetzt. Im asiatischen Raum lockt man die Babys mit feinen Glöckchen oder mit Klangschalen, die auch bei uns immer beliebter werden. Denn das harmonische Tönen von Klangschalen wirkt beruhigend und wird oft als therapeutisches Mittel eingesetzt.

WICHTIG
Schlagen Sie die Schale nie zu nah an Babys Kopf an. Es erschrickt sonst und hat in Zukunft vielleicht keine Lust mehr auf den Klangschalenzauber.

Die Massage »einläuten«

> Setzen Sie ein Zeichen für Ihr Baby, dass die täglichen Streicheleinheiten jetzt beginnen. Schon nach einigen Malen wird der Klang allein entspannend auf Ihr Kind wirken.

> Wenn Sie mit den Vorbereitungen fertig sind, schlagen Sie eine Klangschale an.

> Lassen Sie den Ton ganz ausklingen und fangen Sie erst dann an, Ihr Baby zu massieren.

VARIANTE: Wenn Ihr Baby ein paar Monate alt ist, können Sie mehrere Klangschalen in verschiedenen Tonhöhen nacheinander anschlagen. Ist Ihr Baby schon etwas älter, können Sie, wenn es das mag, auch vor und nach der Massage eine Klangschale auf den Babyrücken stellen und leicht anschlagen.

Klangmassage mit Ghee

Wirkt kühlend und entspannend.

> Wärmen Sie eine sehr kleine Klangschale einige Minuten in Ihren Händen an.

> Legen Sie Ihr Baby auf den Rücken und streichen Sie etwas Ghee auf seine Fußsohlen.

> Fassen Sie die Öffnung der Klangschale mit einer Hand. In vielen kleinen, sanften Kreisen massieren Sie nun mit dem Boden der Schale die Fußsohlen Ihres Kindes, bis das Ghee in die Haut eingezogen ist.

Was Ihrem Baby sonst noch gefällt

Ob mit kleinen, sanften Gymnastikübungen oder einem entspannenden Bad: Babys lassen sich ausgesprochen gern verwöhnen. Und wenn sie erst einmal ans Verwöhnen gewöhnt sind, möchten sie immer mehr davon haben. Damit Ihnen die Ideen nicht ausgehen, hier einige Anregungen, womit Sie Ihrem Kind rund um die Massage noch eine Freude machen können.

Aromatherapie

Unter Aromatherapie versteht man Anwendungen mit wohltuenden naturreinen Düften, die vom Behandelten eingeatmet werden. Eine Massage mit einer Mischung aus Basisöl und ätherischen Ölen ist ein Beispiel für eine solche Anwendung. Aber auch eine kleine Duftlampe, mit deren Hilfe Sie ätherische Öle im Raum verdampfen lassen, zeigt große Wirkung. Achtung: Die Duftlampe niemals in Reichweite des Kindes aufstellen, denn das Kerzenlicht zieht die Kleinen magisch an.

Das Bad danach

Eine besondere Wohltat aus dem Kreis der Aromatherapie-Anwendungen ist das warme Bad mit aromatischen Zusätzen. Das ist nicht nur für das Baby ein Hochgenuss, sondern auch für die Mama, die ebenfalls von den Düften profitiert. Auch in Indien werden die Babys nach der Massage meist gebadet (siehe Seite 26). Das geschieht nicht etwa, um das Öl abzuwaschen, sondern um die vorangegangene Massage zu intensivieren; durch die Wärme des Wassers werden die Wirkstoffe der verwendeten Ölmischungen nämlich noch tiefer in den Körper transportiert. Das warme Wasser löst außerdem die letzten noch vorhandenen Verspannungen. So fühlt sich Ihr Baby nach der Massage rundum wohl und zufrieden.

WOHLTUENDE BADEZUSÄTZE

Geben Sie ätherisches Öl immer mit einem Teelöffel Sahne oder Milch vermischt ins Badewasser. Pur könnten sie die Babyhaut reizen.

> Als Anregung und Muntermacher: jeweils 2 Tropfen ätherisches Mandarinenöl (wirkt entkrampfend) und Zitronenöl (erfrischend).

> Zum Entspannen und Träumen: 4 Tropfen Lavendelöl unter die Sahne oder Milch mischen.

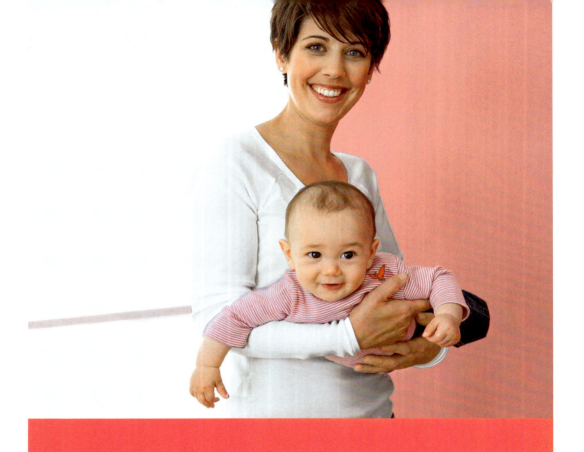

Babys Beschwerden lindern

Wenn ihr Baby Schmerzen hat, ist das für jede Mutter und jeden Vater schlimm, schließlich wollen sie nur das beste für ihren kleinen Schatz. Beim ersten Kind aber ist diese Situation besonders unerträglich: Die Eltern haben noch keine Erfahrung damit, wie sie ihrem Kind helfen können. Hinzu kommt, dass sich das Wohlbefinden eines Säuglings manchmal sehr rasch ändert. Das größte Problem aber ist, dass das Baby nicht sagen kann, was ihm fehlt – es kann nur herzzerreißend weinen.

Deshalb hat es sich bewährt, wenn Eltern einige Handgriffe und Anwendungen kennen, die dem Kind guttun. Wenn Ihr Baby jedoch ernsthaft erkrankt ist, sprechen Sie sich unbedingt mit Ihrem Kinderarzt ab, bevor Sie es massieren.

Wenn der kleine Bauch schmerzt

Bauchschmerzen, die sich auf Verdauungsprobleme und Blähungen zurückführen lassen, sind wahrscheinlich die häufigste Ursache, wenn sich Babys unwohl fühlen. Dabei kann sich das Missbefinden sowohl in Nörgeleien als auch in nicht enden wollenden Schreitiraden äußern. Glücklich ist in dieser Situation derjenige, der weiß, was sein Baby hat und wie er dem Kleinen schnell helfen kann. Tatsache ist, dass schmerzhafte Blähungen vor allem während der ersten drei Monate nach der Geburt auftreten. Über die Ursache der so genannten Dreimonatskoliken ist man sich jedoch selbst in Fachkreisen nicht einig.

Ihre Ernährung spielt ebenfalls eine Rolle

Auch Ernährungsfehler der stillenden Mutter können in einigen Fällen die Bauchschmerzen verursachen. Beispielsweise sind Blattsalate oder Kohlgemüse nicht gerade der »Ernährungs-Hit« für stillende Mütter; diesbezüglich ist es zuweilen erstaunlich, was in manchen Kliniken selbst auf der Wochenbettstation zum Essen serviert wird. Dabei sind zum Beispiel Sauerkraut mit fettem Kartoffelbrei oder Schweineschnitzel mit Rosenkohl gänzlich ungeeignete Nahrung für eine Frau so kurz nach der Geburt.

Wenn es nun in Ihrem Bauch rumort, weil Sie blähende Mahlzeiten zu sich genommen haben, wissen Sie in ungefähr, wie es Ihrem Baby ergeht. Schließlich nimmt Ihr Baby mit der Muttermilch die Wirkstoffe Ihrer Nahrung

> **GU-ERFOLGSTIPP**
>
> **HAUSMITTEL GEGEN BAUCHWEH**
>
> Wenn Sie Ihr Kind stillen, können Sie ihm über die Milch ein bewährtes Hausmittel gegen Bauchschmerzen »verabreichen«: Besorgen Sie sich im Naturkostladen Bockshornkleesamen. Wenn Sie Ihre Speisen damit würzen, bekommt auch Ihr Baby genügend hilfreiche Wirkstoffe über die Muttermilch ab. Sparsam verwenden, da die Speisen sonst bitter werden. Stillende Mütter können außerdem Fencheltee beziehungsweise eine Teemischung aus Anis, Fenchel und Kümmel trinken. Über die Muttermilch beruhigen die in den Tees enthaltenen Wirkstoffe auch den Bauch des Kindes.

auf. Kein Wunder also, wenn in seinem Bäuchlein nun das Gleiche passiert wie in Ihrem. Die Blähungen sind für den kleinen Babybauch jedoch viel schmerzhafter als bei einem Erwachsenen.

Sanfte Hilfe für den Babybauch

Wenn Ihr Kind immer wieder unter mehr oder weniger starken Blähungen leidet, können Sie mit regelmäßig durchgeführten Massagen den Beschwerden effektiv vorbeugen; manchmal können die Bauchschmerzen dadurch ganz verhindert, auf jeden Fall aber gemildert werden. Sollte Ihr Kind trotz täglicher Ganzkörper-Massagen häufig unter Bauchschmerzen leiden, empfiehlt sich eine sanfte Massage, wie sie in den folgenden Anleitungen beschrieben wird. Diese Bauchmassagen funktionieren sowohl vorbeugend als auch im akuten Fall.

Heilende Ölmischungen

Doch nicht nur die Massage selbst, auch das Massageöl kann gegen Schmerzen helfen. Früher war Großmutters »Windsalbe« das Mittel der Wahl bei Bauchschmerzen von Klein und Groß; man konnte sie in fast allen Apotheken fertig gemischt kaufen. Und auch heute gibt es verschiedene Produkte, die gegen Babys Blähungen helfen sollen und die meist mit den ätherischen Ölen von Kümmel und Fenchel arbeiten.

Egal, für welches Öl oder für welche Bauchweh-Creme Sie sich entscheiden: Achten Sie darauf, dass die Trägersubstanz nicht Vaseline ist. Denn dieses billige Abfallprodukt der Ölindustrie ist dafür bekannt, dass es die Poren verstopft und Allergien auslösen kann.

Ideal sind stattdessen natürliche Produkte auf der Grundlage von kaltgepressten pflanzlichen Ölen. Sie sind – im Gegensatz zu der nahezu »inhaltslosen« Vaseline – zudem noch sehr reich an verschiedenen wertvollen Wirk- und Pflegestoffen.

WICHTIG

Wenn Ihr Kind Fieber hat, sollten Sie unbedingt auf das Massage-Ritual verzichten; die Behandlung würde den kleinen Organismus zu sehr belasten. Durch die erhöhte Körpertemperatur trocknet ein Baby sehr schnell von innen aus. Deshalb sollten Sie nichts riskieren: Wenn Sie auch nur den geringsten Verdacht haben, dass es dem Kleinen wirklich schlecht geht, suchen Sie unbedingt den Kinderarzt auf. Lassen Sie Ihr Kleines lieber dreimal zu oft als einmal zu wenig kontrollieren!

Kreisende Bauchmassage

Sie brauchen: 30 ml Sesamöl, je 1 Tropfen ätherisches Fenchel-, Kümmel- und Lavendelöl

> Sesamöl und ätherische Öle mischen und gut durchschütteln.
> Wärmen Sie das Öl auf Körpertemperatur an (siehe Seite 48 f.). Achten Sie darauf, dass Ihre Hände schön warm sind.
> Lassen Sie einige Tropfen des Massageöls in die Mulde des Bauchnabels Ihres Babys fließen.
> Legen Sie eine Hand auf das Köpfchen, die andere quer über den Bauch des Kindes. Verweilen Sie eine Minute in dieser Haltung.
1 > »Malen« Sie mit den Fingerspitzen im Uhrzeigersinn vom Nabel aus eine immer weiter werdende Spirale auf den Babybauch.
> Wiederholen Sie diese Spiralbewegung 3-mal.

WICHTIG
Massieren Sie den kleinen Bauch nur dann, wenn der Nabel völlig verheilt ist.

Bauchweh wegstreichen

> Legen Sie die rechte Hand in Magenhöhe auf den Babybauch.
2 > Streichen Sie vom Magen abwärts. Kurz bevor Sie die Bewegung beenden, um oben wieder anzufangen, macht die linke Hand weiter, so dass immer eine Hand auf dem Bauch liegt.
> Wiederholen Sie den Ablauf 10-mal.
> Nehmen Sie die Ausgangsstellung der »kreisenden Bauchmassage« ein (siehe oben): Eine Ihrer Hände liegt auf dem Kopf des Babys, die andere auf dem Bauch. Verweilen Sie nochmals eine Minute in dieser Haltung.

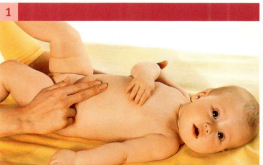
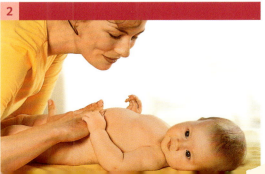

Das Baby erbricht sich

Die gute Nachricht zuerst: Wenn ein Baby spuckt, müssen Sie nicht in Panik geraten. Vielleicht hat es nur zu hastig getrunken oder bekommt sein »Bäuerchen« nicht richtig heraus. Um den kleinen Magen und Bauch wieder zu beruhigen, hilft oft schon eine Massage mit einem entspannenden Öl, wie sie hier beschrieben ist. Erbricht Ihr Baby allerdings ständig die Nahrung, sollten Sie unbedingt den Arzt aufsuchen.

Massage bei Erbrechen

Sie brauchen: 5 ml Sesamöl, 1 Tropfen ätherisches Fenchelöl

> Verrühren Sie Sesam- und Fenchelöl; diese Mischung erwärmt den Bauch und beruhigt ihn.

> Erwärmen Sie die Ölmischung etwa auf Körpertemperatur (siehe Seite 48 f.).

> Verreiben Sie etwas Öl zwischen den Händen und massieren Sie den Bauch in sanften Kreisen im Uhrzeigersinn rund um den Nabel.

> Gehen Sie dabei besonders sensibel vor, denn es kann sein, dass Ihr Baby Magenschmerzen hat – dann verursachen Ihre Finger zusätzliche Schmerzen. Üben Sie auf keinen Fall zu viel Druck aus.

GU-ERFOLGSTIPP

HAUTTEST

Bevor Sie Ihr Baby mit Neembaumöl massieren, sollten Sie unbedingt einen Hautreaktionstest machen (Anleitung auf Seite 34). Es empfiehlt sich außerdem, Neembaumöl mit einem antiallergenen Basisöl wie Hanföl oder Nachtkerzenöl zu vermengen, die einen hohen Anteil an Gammalinolensäure besitzen. Auch Johanniskrautöl mildert das intensive Neembaumöl etwas ab, was besonders im empfindlichen Bereich von Babys Brust wichtig ist.

Hilfe bei Erkältung

Babys neigen zu Infekten, denn der kindliche Organismus muss erst noch lernen, mit Fremdstoffen, Bakterien und Viren umzugehen. Ist das Baby erkältet, aber fieberfrei (siehe Kasten Seite 78), dürfen Sie es massieren. Neben den angegebenen Mischungen eignet sich hierzu hervorragend das indische Neembaumöl. Es wirkt schmerzstillend, hautpflegend und hilft gegen Husten.

Babys Beschwerden lindern 81

Massage bei Erkältung

Wirkt erwärmend, krampf- und schleimlösend. Sie brauchen: 30 ml Sesamöl, 2 Tropfen Lavendelöl, je 1 Tropfen Cajeput- und Myrtenöl

> Die Öle gut vermischen und erwärmen (siehe Seite 48 f.).

1 > Verreiben Sie etwas Öl zwischen Ihren Händen und massieren Sie Brust und Rücken des Babys sanft mit Streichungen und kreisenden Bewegungen.

Festsitzenden Husten lösen

Wirkt auswurffördernd. Sie brauchen: je 25 g Eibischwurzelpulver und Süßholzpulver, 10 g Gewürznelken, je 250 ml Wasser und Sesamöl

> Die Pulver im Wasser verrühren. Gewürznelken hinzugeben und alles mit Sesamöl zum Kochen bringen.

> Auf mittlerer Hitze unter Rühren sanft kochen, bis alles Wasser verdunstet ist (60–90 Minuten). Durch ein Mulltuch abseihen.

2 > Wärmen Sie das Öl wie auf Seite 48 f. beschrieben an und massieren Sie damit in sanften Kreisen den Brustbereich des Babys.

Hustenreiz lindern

Sie brauchen: 50 g Trikatupulver (Ayurveda-Versandfirmen, siehe Seite 123), je 250 ml Wasser und Sesamöl

> Die Mischung wie für den »festsitzenden Husten« beschrieben herstellen und Babys Brust in sanften Kreisen damit massieren.

WICHTIG
Massieren Sie den kleinen Bauch immer nur im Uhrzeigersinn.

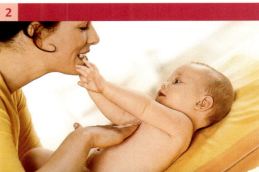

WICHTIG
Hat sich Ihr Baby einen starken Sonnenbrand zugezogen, vielleicht sogar mit Fieber, müssen Sie sofort einen Arzt aufsuchen.

Sonnenbrand lindern

So gut die wärmenden Strahlen auch tun: Eine Sonnenmenge, die Erwachsene ohne Beschwerden vertragen, ist für ein Baby schon viel zu viel. Setzen Sie Ihr Baby deshalb nie der direkten Sonne aus. Wenn es sich einmal nicht vermeiden lässt, müssen Sie die Babyhaut auf jeden Fall mit entsprechender Kleidung – leicht, luftig und trotzdem sonnenundurchlässig – und einem gut verträglichen Sonnenschutzmittel mit höchstem Lichtschutzfaktor schützen. Ist es trotz allem zu kleineren Rötungen gekommen, hilft die folgende Sandelholz-Rosen-Paste, um den Schaden für die Haut und das Befinden einzugrenzen.

Sandelholz-Rosen-Paste
Wirkt kühlend und lindernd.
Sie brauchen: Sandelholzpulver | Rosenwasser (Mengen je nach Größe der betroffenen Hautfläche)

> Das Sandelholzpulver mit so viel Rosenwasser verrühren, dass eine dicke, geschmeidige Paste entsteht.
> Die Paste vorsichtig auf die geröteten Stellen auftragen. 15 Minuten einwirken lassen und danach sorgfältig abwaschen.

Neurodermitis

Seit einigen Jahren leiden immer mehr Babys an Neurodermitis. Diese Krankheit äußert sich in geröteter, schuppiger Haut an empfindlichen Hautpartien und ist verbunden mit einem starken Juckreiz. Neurodermitis muss auf jeden Fall vom Arzt behandelt werden; parallel zu dieser Behandlung können Sie Ihrem Baby aber zusätzlich mit sanften Ölmassagen helfen.

Unterstützende Massagen
Bei Neurodermitis eignen sich besonders Öle mit einem hohen Anteil an Gammalinolensäure (siehe rechte Seite). Die ungesättigte Fettsäure ist übrigens auch in der Muttermilch enthalten – ein Grund dafür, warum nach dem Abstillen oft neurodermitische Schübe auftreten.

Erste Hilfe bei Unruhe, Angst & Co

Sie als Eltern kennen diese Situationen sicher: Ein normalerweise völlig gesundes und ausgeglichenes Baby ist auf einmal wie ausgewechselt. Es ist aufgeregt und scheint überhaupt nicht zur Ruhe zu kommen. Oder es hat einen Tag, an dem es schon beim leisesten Geräusch, bei der kleinsten Störung zusammenfährt. In diesen Fällen gibt es einige Tricks und Übungen, Ihr Kind zumindest wieder etwas zur Ruhe kommen zu lassen.

Andere Ursachen ausschließen ...

Das Wichtigste ist nun, dass Sie trotz der »Laune« Ihres Babys ruhig bleiben und Ihr Kind erst einmal untersuchen: Hat es vielleicht einen Mückenstich, der es quält, ist der Popo wund oder hat es Ohrenschmerzen? Wenn Sie diese Punkte ausschließen können, sollten Sie zunächst einmal sich selbst und Ihre Umgebung beobachten: Sind Sie heute nervös und fahrig? War oder ist Ihr Kind kurzzeitig Lärm und Hektik ausgesetzt?

... und sich dann Ruhe gönnen

In diesem Fall sollten Sie beide eine kleine Pause vom Alltag einlegen und sich in einen ruhigen Raum zurückziehen. Hören Sie zum Beispiel gemeinsam Musik, die Sie beruhigt. Vielleicht ist ja auch etwas Zeit, sich und dem Baby eine kleine Massage und einige tiefe Atemzüge (siehe Seite 73) zu gönnen.

Beruhigende Massagen und kleine Tricks

Lieben Sie den klärenden Duft von Lavendel mit seiner besänftigenden Wirkung? Dann sollten Sie ihn auch für Ihr Baby nutzen. Legen Sie einfach ein kleines Säckchen mit frischen oder getrockneten Lavendelblüten auf sein Kopfkissen oder hängen Sie das Säckchen über seinem Bett auf. Wichtig: Achten Sie darauf, das die Blüten nicht behandelt wurden.
Auch eine sanfte Fußmassage kann schnelle Abhilfe schaffen. Massieren Sie dafür erst das eine, dann das andere Füßchen, indem Sie immer wieder sehr sanft mit dem Daumen von den Zehen bis zur Ferse streichen.

HILFE BEI NEURODERMITIS
Folgende Öle enthalten viel Gammalinolensäure. Sie eignen sich deshalb besonders für Neurodermitis-Kinder:
> Nachtkerzenöl
> Borretschsamenöl
> Johannisbeersamenöl
> Hanföl (am preiswertesten und leicht erhältlich)

Stress lass nach

Sicher, für uns Erwachsene gehört Stress ebenso zum Leben wie Entspannung. Solche Herausforderungen schaden uns nicht, wenn das Verhältnis von Anspannung und Entspannung stimmt. Doch wie sieht das bei Babys aus? Sie meinen, Babys hätten noch keinen Stress? Weit gefehlt, denn viele Dinge, die für uns ganz normal und alltäglich sind, haben Babys noch nie erlebt. Sie machen ihnen Angst, den Kindern fehlt die Entspannung in Form von Ruhe oder von Mamas Nähe. In der Folge werden die Kleinen nervös – und haben Babystress.

Vielfältige Stressfaktoren

Bei Babys reicht es häufig schon aus, dass seine engsten Bezugspersonen unruhig sind, was die Kleinen als ungewohnte Situation und damit als Stress empfinden. In diesen Fällen können Sie selbst etwas tun, indem Sie – vielleicht mit Ihrem Kind – zur Ruhe kommen, beispielsweise wie auf Seite 83 beschrieben.

Doch gibt es eben auch Situationen, an denen man nichts ändern kann: Ihr Baby muss zum Kinderarzt und das Sitzen im Wartezimmer wird zur Tortur, da sich das Kleine nicht wohl fühlt und nur noch brüllt. Oder Ihr Kind muss für einige Tage ins Krankenhaus, also raus aus der gewohnten Umgebung – Stress pur für das winzige Geschöpf. Vielleicht steht auch eine lange Reise an und Ihr Kind hat so überhaupt nichts fürs Autofahren übrig. Sie sehen, es gibt viele Situationen, die Ihr Kind »stressen«, an denen Sie aus diversen Gründen aber nichts ändern können. Für diese Momente gibt es jedoch einige kleine Massagen und Tricks, die Ihrem Baby – und damit auch Ihnen – das Leben erleichtern.

Stressfaktor 1: Autofahrt

Autofahrten – egal ob kurz oder lang – werden für einige Babys zum Problem, da sie von den am Fenster vorbeiziehenden, ständig wechselnden Bildern überfordert sind. Hier schaffen eine übers Autofenster gespannte Mullwindel und eine vertraute Spieluhr, die über der Babyschale aufgehängt wird und die Aufmerksamkeit des Kindes auf sich zieht, schnelle Abhilfe.

GU-ERFOLGSTIPP

REISEKRANKHEIT

Sollte Ihr Baby sich auf längeren Fahrten immer wieder übergeben, leidet es wahrscheinlich an der Reisekrankheit. Die dagegen erhältlichen Medikamente sind nicht für Babys und Kleinkinder geeignet. Legen Sie stattdessen ein frisches Petersiliensträußchen neben Babys Kopf oder hängen Sie das Sträußchen am Griff der Babyschale auf. Seine ätherischen Öle lindern den Brechreiz auf natürliche Weise. Aber auch eine Kassette oder CD mit vertrauter Musik kann Ihrem Baby ein Stück Geborgenheit während der ungeliebten Autofahrt vermitteln.

Stressfaktor 2: Wartezimmer

So schön und wichtig die Vorsorge-Untersuchungen sind, auch sie sind genauso wie »normale« Arzt- oder Behördenbesuche mit Wartestress fürs Baby verbunden. Achten Sie zuerst einmal darauf, dass Ihr Kind weder schwitzt noch friert und auch keinen Hunger oder Durst hat; alle vier Faktoren können das Babyleben unerträglich machen. Sollte Ihr Baby unruhig werden beziehungsweise zu schreien beginnen, können Sie es in seiner Lieblingsposition halten und ihm ein vertrautes Lied ins Ohr summen. Aber auch kleine einfache Fingerspiele können oftmals von der ungewohnten und fürs Baby damit unangenehmen Situation ablenken. Liebt Ihr Baby seine täglichen Fußmassagen oder Yogaübungen? Dann legen Sie es auf Ihre Oberschenkel und massieren Sie die Füßchen wie auf Seite 57 beschrieben. Oder Sie machen die Überkreuzübungen, wie sie auf Seite 72 gezeigt werden. Wichtig ist auch in dieser Situation, dass Sie es schaffen, die Aufmerksamkeit Ihres Babys vom Ungewohnten hin zum Gewohnten und Vertrauten zu lenken.

Stressfaktor 3: Umzug oder Urlaub

Während Familien früher kaum aus ihrer vertrauten Umgebung wegzogen, ist ein Umzug heute, im Zeitalter der Mobilität, gang und gäbe. Doch es muss nicht immer gleich ein Wohnungswechsel sein: Für ein Baby kommt schon ein Urlaub in neuer Umgebung einem Umzug gleich, kann es doch nicht verstehen, dass der Aufenthalt in der ungewohnten Umgebung nur für begrenzte Zeit ist. Die Maßnahmen sind in beiden Fällen gleich; hier wie dort sollten Sie mithilfe einiger vertrauter Gegenstände und Rituale Ihrem Kind das nötige »Daheim-Gefühl« geben. Das kann von der gewohnten Musik über Spieluhren, Kuscheltiere, ein Tuch mit Mamas Geruch bis hin zur im Urlaub zelebrierten Massage reichen. Sie werden sehen, die Aufregung um die ungewohnte Umgebung ist schnell wieder vergessen. Vielleicht ist ja auch gerade jetzt einmal mehr Zeit für die Streicheleinheiten für Haut und Seele, die dann vielleicht noch in einem gemeinsamen Bad mit Mama oder Papa enden können.

RUHIG BLEIBEN

Das Wichtigste, das Ihr Baby in Stresssituationen braucht, sind Sie. Sind Mutter oder Vater selbst nervös und fahrig, überträgt sich das sofort auf das Kind. Bleiben Sie dagegen ruhig und besonnen, können Sie Ihrem Kleinen die Kraft schenken, die es braucht, um die ungewohnte Situation zu bewältigen.

Ölgießen zum Beruhigen

Mit der ayurvedischen Gesundheitslehre sind viele neue Anwendungen zu uns in die westliche Welt gekommen. Neben einer großen Vielfalt an Massagetechniken gehört hierzu auch das Ölgießen, eines der so genannten »Kerala-Treatments«, dem eine tief entspannende Wirkung nachgesagt wird. Bei uns ist besonders der Stirnölguss bekannt (im Ayurveda »Shirodara« genannt); unter »Pizichil« versteht man den Ganzkörperölguss.

Optimalerweise werden Ölgießen und Massage verbunden: Mit einer Hand gießt der Behandelnde langsam warmes Öl über bestimmte Körperpartien, mit der anderen massiert er das Öl in die Haut ein. Der warme Ölstrahl fühlt sich an, als ob zarte Schmetterlingsflügel über die Haut streichen. Viele Erwachsene, die das Ölgießen schon erfahren haben, berichten von einem unbeschreiblichen Glücks- und Entspannungsgefühl. Auch für Babys ist Ölgießen eine wunderbare, liebevolle und sehr entspannende Sache.

WICHTIG
Überprüfen Sie immer wieder die Temperatur des Öls; sowohl zu kaltes als auch heißes Öl verdirbt Ihrem Baby garantiert den Spaß.

Der Ölguss

> Bereiten Sie den Platz fürs Ölgießen vor: Das Zimmer sollte wohlig warm sein. Breiten Sie eine Plastikfolie aus, über die Sie ein robustes Handtuch legen (Ölflecken sind meist unvermeidbar). Halten Sie ein weiches Tuch zum Abtupfen des Öls bereit.

> Füllen Sie 50 ml Sesamöl in eine kleine Karaffe und erwärmen Sie es im Wasserbad auf Körpertemperatur (unbedingt testen).

> Legen Sie Ihr Baby auf den Bauch. Lassen Sie das Öl in einer Abwärtsbewegung vom Nacken bis zum Poansatz über die Wirbelsäule fließen. Halten Sie dabei immer mindestens 25 cm Abstand vom Körper des Babys.

> Mit der freien Hand massieren Sie gleichzeitig das Öl in sanft kreisenden Bewegungen ein. Das Gießen 5-mal wiederholen.

> Das Gleiche an der Rückseite der beiden Beinchen, wobei Sie das Öl jeweils entlang der Mitte des Beines gießen.

> Tupfen Sie das noch nicht eingezogene Öl mit einem Tuch ab.

> Auf der Vorderseite wie beim Rücken und den Beinen vorgehen.

INTERVIEW

Wenn Mama Babystress hat

Sicher kennen Sie die Situation: Aus irgendeinem Grund sind Sie heute nervös und unkonzentriert – und schon hat Ihr Stimmungstief auch Ihr an sich fröhliches und ausgeglichenes Baby erwischt. Doch wussten Sie, dass auch ein schreiendes Baby eine normalerweise ausgeglichene und souveräne Mama an den Rand der Verzweiflung bringen kann? Eine Situation, die Hilde V. nur zu gut kennt.

Wie kam es, dass Sie sich vom Dauerschreien Ihres Babys haben verunsichern lassen?

Das ist es ja gerade, was mich so wahnsinnig macht: Ich, die ich als Krankenschwester einiges in puncto Stress gewöhnt bin, komme mit der Schreisituation meines eigenen Kindes nicht zurecht. Nachdem klar war, dass meinem Sohn nichts fehlte, dachte ich, dass er sicher gleich wieder aufhören würde zu weinen. Aber Pustekuchen. Er schrie, wenn er in seiner Wiege lag, wenn ich ihn herumtrug, ihn schaukelte ... Und je länger er schrie, umso verzweifelter wurde ich. Schließlich war ich so nervös, dass ich fast heulte und ihn nur noch anflehte still zu sein.

Wie hat sich Ihr Sohn dann doch noch beruhigt?

Ich habe mich zurückgelehnt und beschlossen, mich nicht unterkriegen zu lassen. Gut, dass ich mich in Sachen Entspannung recht gut auskenne. Trotz meiner Panik legte ich mich kurz hin, legte eine Hand aufs Zwerchfell und konzentrierte mich auf eine tiefe Atmung. Als ich merkte, dass es mir besser ging, schnappte ich mir meinen Sohn und legte ihn Haut an Haut auf meine Brust. Und siehe da, als ich ihm immer und immer wieder die gleiche kleine Melodie ins Ohr summte, konnte ich spüren, wie er sich endlich langsam entspannte und schließlich ganz aufhörte zu schreien.

Haben Sie aus dieser Situation gelernt?

Sicher, ich habe mich inzwischen gleich mit einem kleinen »Katalog« gegen die Schreiattacken meines Sohnes gewappnet: Da ist zum einen das bewährte, monotone Liedchen, zum anderen sind es eine Reihe von Atemübungen, die für Mama und Kind gleichzeitig geeignet sind (siehe auch Seite 73). Und dann natürlich das Wichtigste: der Hautkontakt. Mit diesen »Hilfsmitteln« komme ich jetzt gut über die Runden.

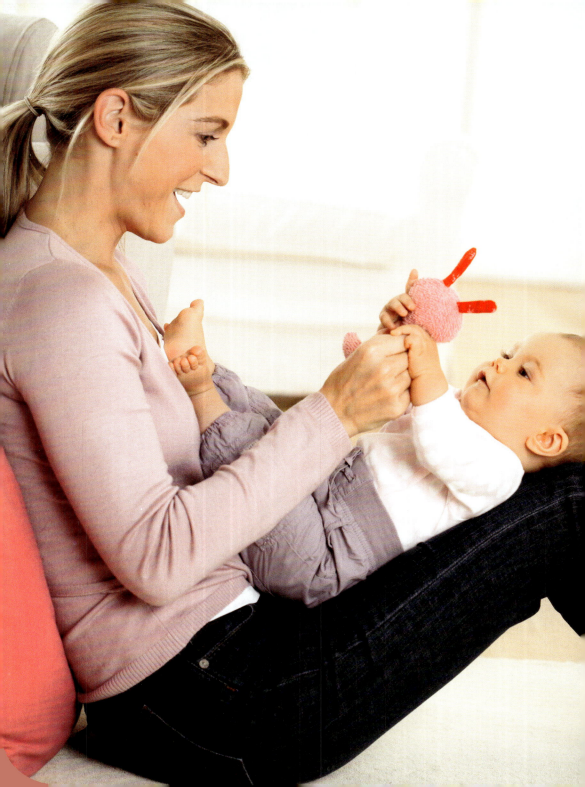

GLÜCKLICHE MÜTTER, FROHE BABYS

Nach der Geburt sollten Sie sich auch selbst einige entspannende Extras gönnen. Denn je besser es der Mutter geht, umso zufriedener ist auch das Baby.

Verwöhnprogramm für Mamas 90
Stärkende Partnermassage 110
Empfehlenswerte Öle im Überblick 118

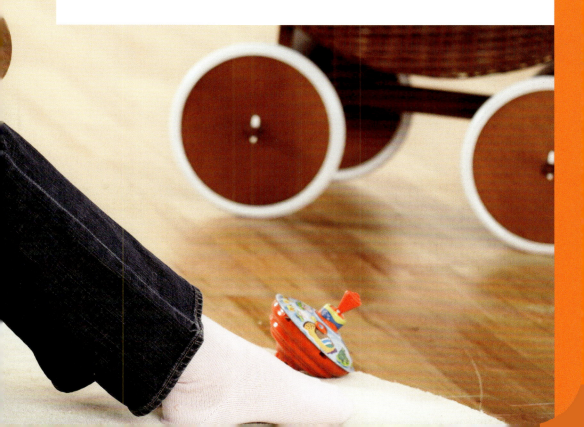

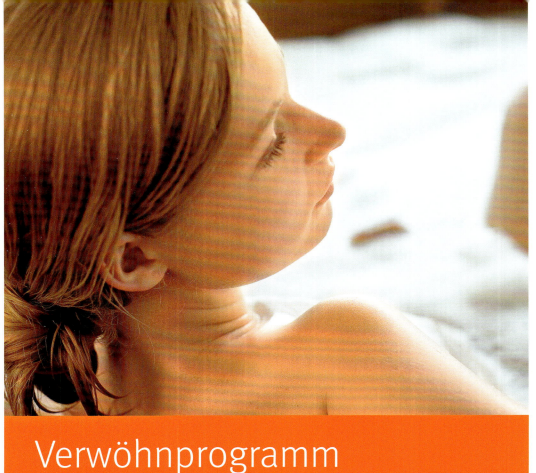

Verwöhnprogramm für Mamas

Wie zu Anfang des Buches beschrieben, werden in Indien nicht nur die Babys in den ersten Wochen nach der Geburt besonders verwöhnt – auch den Müttern hilft man mit wohltuenden Anwendungen, damit sie sich rasch von den Strapazen der Entbindung erholen. Ein nachahmenswerter Brauch, denn schließlich kostet ein Baby Kraft, und das nicht nur bei der Geburt, sondern auch in der Zeit danach. Dennoch wird dieses Thema bei uns vernachlässigt; die Mütter verlassen bereits nach wenigen Tagen das Krankenhaus oder sind nach einer ambulanten Entbindung oder Hausgeburt sofort wieder im Einsatz. Dieses Kapitel ist deshalb der Person gewidmet, die all ihre Kraft und Energie eingesetzt hat, um das kleine Wesen wohlbehalten ans Licht der Welt zu bringen: der Mutter.

Auf den folgenden Seiten finden Sie Anregungen, Tipps und Anleitungen, wie Sie mit wenig (zeitlichem) Aufwand Körper und Seele wieder ins gewohnte Gleichgewicht bringen können.

Das Wunder der Geburt

Die Geburt ist Abschluss und Krönung des größten Wunders überhaupt: des Entstehens von Leben. Es ist faszinierend zu beobachten, was sich im Körper einer Frau innerhalb von neun Monaten vollzieht. Ein befruchtetes Ei wird zum vollständigen Lebewesen. Und am Ende dieser Entwicklung steht der Kraftakt der Geburt. Nie gehen Schmerz und Freude so innig miteinander Hand in Hand wie bei einer Entbindung. Niemals sonst wird eine Symbiose so schmerzhaft getrennt wie in diesem einzigartigen Augenblick. Danach ist nichts mehr wie vorher. kein Wunder, dass die Zeit nach der Geburt für viele Frauen nicht nur eine sehr glückliche, sondern auch eine aufregende, schwierige und anstrengende Lebensphase ist.

Ein stetes Auf und Ab von Körper und Seele

»Eine richtige Mutter braucht nur ihr Baby, um glücklich zu sein.« Mit solchen Klischees wird immer wieder über diese besondere und auch schwierige Lebenssituation einer Frau hinweggegangen. Dabei haben die Vertreter dieser These Unrecht: Monatelang hat die Frau diesem Augenblick entgegengefiebert, die letzten Wochen vor der Entbindung waren schier unerträglich; endlich, endlich wollte sie ihr Baby in den Armen halten. Nun ist es da – und Berge von Fragen türmen sich auf.

FALSCHE VORBILDER

Fallen Sie nicht auf das völlig unrealistische Bild herein, das uns von Werbung und Medien gern vorgegaukelt wird. Glauben Sie mir, die in der Werbung immer glückliche Mami – auch kurz nach der Geburt – hätte in der realen Welt die gleichen Probleme wie Sie, Ihre beste Freundin, Madonna oder Claudia Schiffer. Auch Prominente und Megastars bleiben nach der Geburt ihrer Kinder nicht von typischen Ängsten und Sorgen verschont.

Das Einfachste und Natürlichste der Welt scheint plötzlich fürchterlich kompliziert. Wie haben das bloß all die anderen gemacht? Beispielsweise das Stillen: »Das kann doch jede Frau.« Grundsätzlich richtig, aber es geht eben viel leichter, wenn man es der frischgebackenen Mutter behutsam zeigt und sie immer wieder ermuntert, wenn es nicht ganz so schnell klappt. Bei uns herrscht in puncto Stillen jedoch leider eine Top-oder-Flop-Mentalität: Entweder es klappt mehr oder weniger sofort, oder der Griff zum Fläschchen ist vorprogrammiert. Es hat immerhin bis zum vierten Kind gedauert, bis die Autorin begriffen hat, dass das Wichtigste beim Stillen Zeit ist und dass es Wochen bis Monate dauern kann, bis die Milch richtig fließt.

Die »andere Seite des Glücks«

Man sollte sich immer vor Augen halten, was alles in einer Frau, die eben ein Kind geboren hat, vor sich geht – im Körper und auch im Kopf. Geburt wird vorwiegend als ein »freudiges Ereignis« bezeichnet und als Grund zum Feiern angesehen. Dazu passen Gefühle der Einsamkeit und Überforderung ebenso wenig wie schwere Beine und schmerzende Brüste. Aber genau das macht den meisten Frauen zu schaffen.

Lassen Sie zu, dass es Ihnen einmal nicht so gut geht. Erlauben Sie sich diese kleine Schwäche, auch wenn Sie dann vielleicht nicht dem Werbe-Ideal der jungen Mutter entsprechen. Denken Sie daran, dass in den eingeborenen Kulturen den Müttern mehrere Wochen Zeit gegeben werden, bevor sie sich wieder in den Tagesablauf der Gemeinschaft eingliedern (siehe Seite 22 ff.). Bis dahin leben sie relativ zurückgezogen, um ihr eigenes Gleichgewicht zu finden, um ihr Kind, aber auch sich selbst als Mutter kennenzulernen.

Geben Sie sich ebenfalls die Zeit, die nötig ist. Lassen Sie sich währenddessen in ayurvedischer Manier von einem Partner mit Massa-

---

INNERE BILDER HELFEN

Entspannen Sie sich ganz bewusst. Wenn es Ihnen nicht so recht gelingen will, zur Ruhe zu kommen, dann denken Sie ganz intensiv an etwas sehr Angenehmes. Vielleicht an Sonne, Meer und eine sanft auf den Wellen schaukelnde Luftmatratze. An einen Drachen, der in der Luft tanzt, oder an Ihren Lieblingsbaum im Park. Auch schöne Erinnerungen lenken vom Alltag ab und beruhigen – oder Sie stellen sich einfach vor, wie wohlig entspannt Sie nach Ihrem Stündchen sein werden.

gen verwöhnen; wie das geht, erfahren Sie ab Seite 110. Das Wichtigste aber: Nehmen Sie sich und Ihre Gefühle auf jeden Fall ernst. Ihr Kind braucht eine selbstbewusste, starke Mama.

Zeit für sich

Babys brauchen Mütter – manchmal rund um die Uhr. Aber gerade wenn Sie sich genervt und müde fühlen, können Sie Ihrem Schatz nicht genügend Liebe, Zeit und Geduld widmen. Trotz aller Aufregungen und Strapazen sollten Sie sich selbst auf keinen Fall vergessen. Kümmern Sie sich um sich selbst und verwöhnen Sie sich ruhig mal so richtig. Gönnen Sie sich Ihr persönliches Wohlfühl-Ritual. Es muss gar nicht lange dauern, wichtig ist nur, dass Sie Ihren kleinen Freiraum regelmäßig genießen.

Beschenken Sie sich ab jetzt einmal pro Woche mit einer Stunde für sich selbst. Keine Zeit? Stimmt nicht! Wenn das Baby schläft oder die Oma mit ihm spazieren geht, lassen Sie den Staubsauger einfach einmal stehen – der Haushalt kann in diesem Fall ruhig mal warten. Und: Auch Ihr Baby zeigt sicher mehr Begeisterung für eine ausgeruhte Mama als für eine blitzblanke Wohnung.

DAS VERWÖHNRITUAL GESTALTEN

Vorbereitung

> Bereiten Sie für die Massage eine Unterlage und ein Massageöl Ihrer Wahl vor (Rezepte finden Sie beispielsweise auf Seite 112).

> Rühren Sie für das abschließende Bad eine Peelingpaste an (siehe Seite 102).

> Wenn Ihnen danach ist, legen Sie Ihre Lieblingsmusik bereit. Verbannen Sie im Gegenzug alle Uhren aus Ihrem kleinen Wellness-Bereich. Schaffen Sie sich eine schöne Atmosphäre, zum Beispiel mit Kerzenlicht und einer Duftlampe.

> Während das Badewasser in die Wanne läuft, haben Sie Zeit für die Massage.

Zum Abschluss

> Machen Sie abschließend ein, zwei entspannende Yogaübungen (Anleitungen dazu auf Seite 106/107; Empfehlungen zu entsprechender Literatur finden Sie auf Seite 122).

> Danach setzen Sie sich warm eingehüllt an ein kuscheliges Plätzchen und trinken eine Tasse Tee, zum Beispiel aus wohlschmeckendem Eisenkraut.

Balsam für Körper und Seele

Rezepturen für Öle und Pasten sowie Tipps und Anregungen, die Ihnen bei typischen Beschwerden helfen, wie sie nach einer Entbindung auftreten, finden Sie auf den folgenden Seiten.

Depressionen und Erschöpfung

Die Geburt ist überstanden, und Sie sind die glücklichste Mutter der Welt, mit dem wundervollsten Baby unter der Sonne. Allerdings nicht immer: Es gibt vielleicht auch Tage, an denen Sie am liebsten nur weinen möchten – oder sich die Bettdecke über den Kopf ziehen und tagelang schlafen. Keine Sorge, in dieser Zeit sind auch Depressionen ganz natürlich. Die meisten Frauen leiden in den ersten Wochen nach der Geburt mehr oder weniger stark unter Stimmungsschwankungen, die von unerklärlicher Traurigkeit bis hin zu Depressionen reichen können.

Um das zu verstehen, muss man bedenken, dass sowohl während der Schwangerschaft als auch nach der Geburt der weibliche Hormonhaushalt erst einmal kräftig durcheinandergeschüttelt wurde. Auch die Erschöpfung, die vielen Frauen nach einer Entbindung noch lange zu schaffen macht, ist ganz natürlich. Manchmal dauert es Monate, bis eine Frau ihre Energie vollständig wiederfindet.

BIN ICH NOCH ATTRAKTIV?

Manche Frauen fühlen sich innerhalb der ersten Monate nach der Entbindung ganz besonders weiblich. Andere wiederum haben eher das Gefühl, auf den Partner gar nicht mehr anziehend zu wirken. Das Muttersein nimmt gerade in der ersten Zeit viel Raum ein. Außerdem finden Sie Ihre Figur vielleicht noch nicht wieder ganz so attraktiv wie vor der Schwangerschaft. Nehmen Sie sich so, wie Sie sind, und lassen Sie sich von Ihrem Partner ruhig wieder einmal verwöhnen – vielleicht mit der sinnlichen Ölmischung auf der rechten Seite.

So gewinnen Sie Ihren Optimismus zurück

Jede junge Mutter braucht aufmunternde und Kraft spendende Unterstützung für Körper und Seele. Und genau dafür sind Massagen ideal – wenn möglich in Verbindung mit heilkräftigen Massageölen, wie etwa dem bereits erwähnten Bala-Öl. Bei Traurigkeit und Erschöpfung helfen auch die auf der nächsten Seite vorgestellten Ölmischungen in Verbindung mit den Griffen auf Seite 10 sowie ab Seite 98 und 114. Nicht vergessen: Wärmen Sie das Öl vor dem Massieren immer auf Körpertemperatur an.

Verwöhnprogramm für Mamas 95

Frauenöl

Dieses Rezept stammt aus der »persönlichen Hausapotheke« der Autorin und wirkt in allen Situationen beruhigend, kräftigend und ausgleichend.
Sie brauchen: jeweils ¼ Tasse Schafgarbe, Frauenmantel, weiße Taubnessel und Silbermantel (alles als getrocknete Kräuter; wenn Sie frische Kräuter verwenden, brauchen Sie jeweils die doppelte Menge) | 4 Tassen Sesam- oder Olivenöl | 16 Tassen Wasser

› Getrocknete Kräuter über Nacht im Wasser einweichen. Am nächsten Tag mit dem Öl aufkochen (frische Kräuter kommen direkt ins Öl). Das Ganze bei geringer Hitze unter ständigem Rühren mehrere Stunden leise kochen lassen, bis das Wasser vollständig verdampft ist. .

Gute-Laune-Öl

Wirkt rasch stimmungsaufhellend und harmonisierend.
Sie brauchen: 100 ml Johanniskrautöl | 5 Tropfen Lavendelöl | 3 Tropfen Rosenöl | je 2 Tropfen Neroli- und Vetiveröl

› Verrühren Sie die Öle und wärmen Sie sie an (siehe Seite 48 f.).
› Füße und Beine mit warmem Öl massieren (Anleitung ab Seite 114).

Belebendes Kraftöl

Eine Massage mit dieser Ölmischung wirkt stärkend und aufbauend.
Sie brauchen: je 50 ml Sesam- und Weizenkeimöl | 3 Tropfen ätherisches Angelikaöl | 3 Tropfen Vetiver | 2 Tropfen Zirbelkiefer

› Alle Öle gut verrühren und anwärmen (siehe Seite 48 f.).
› Das Kraftöl eignet sich für alle Massagegriffe auf Seite 98 und 114/115.

Im Reich der Sinne

Die Wirkung dieses Öls lässt hoffen, dass Ihr Baby schön schlummert …
Sie brauchen: 70 ml Sesamöl | 30 ml Wildrosen-Pflegeöl | 3 Tropfen Jasminöl | 4 Tropfen Sandelholzöl | 3 Tropfen Vanilleöl

› Die Öle gründlich vermischen, erwärmen (siehe Seite 48 f.) – und die Fantasie spielen lassen.

ZEIT FÜR ZÄRTLICHKEITEN

Viele Frauen haben nach der Geburt erst einmal keine Lust auf Sex. Denken Sie trotzdem daran, dass Sie nicht nur Mutter, sondern auch liebende Partnerin sind. Gegenseitige Zärtlichkeiten wie eine Massage sind für die Partnerschaft Gold wert.

IHR PARTNER KANN HELFEN

Wenn es der Partnerin nicht gut geht, reagieren Männer häufig etwas unbeholfen; sie fühlen sich in dieser Situation einfach überfordert: Woher sollen sie wissen, was ihre Liebste gerade braucht? Die Antwort ist wahrscheinlich viel unkomplizierter, als so mancher Mann denkt: Liebe und Zuwendung wirken wahre Wunder. Frauen wollen oft einfach nur ganz fest in die Arme genommen werden und brauchen jetzt besonders das Gefühl der Geborgenheit. Sagen und zeigen Sie das Ihrem Partner. Und kommt es doch mal vor, dass Sie, anstatt zu schnurren, Ihre Krallen ausfahren, erzählen Sie ihm hinterher von Ihren Gefühlen – und zeigen Sie dann wieder Ihre Samtpfötchen.

Rund ums Stillen

Die meisten Frauen möchten stillen, doch gerade in den ersten Tagen kommt es oft zu Schwierigkeiten. Dabei gibt es für viele Stillprobleme einfache Lösungen.

Besonders zu Beginn der Stillzeit sind viele Frauen unsicher und fürchten, nicht genug Milch zu haben. Um die Milchbildung anzuregen, sind Massagen mit dem nachfolgenden Milchbildungsöl äußerst wirksam. Auch wichtig: Ausreichend trinken, am besten Milchbildungstee.

Häufig werden Probleme beim Stillen jedoch durch einen Milchstau verursacht, der sich entwickeln kann, wenn die Milch in der Brust nicht ungehindert fließt. Manchmal bilden sich dadurch auch Zysten – mit Milch gefüllte Blasen, die normalerweise harmlos sind. Auch mangelnde Entleerung der Brust oder entzündete Brustwarzen können zu einem Milchstau führen.

Milchbildungsöl

Sie brauchen: je ⅛ Tasse getrocknete Brennnessel, Dill, Eisenkraut, (bei frischen Kräutern doppelte Menge) | ⅛ Tasse Fenchelsamen | 2 Tassen Sesamöl | 8 Tassen Wasser | 8 Tropfen Jasminöl | 50 ml Schwarzkümmelöl

NÄHE GENIESSEN

Stillen dient nicht nur der Nahrungsaufnahme. Es ist für Mutter und Kind auch ein besonders inniger Moment der Zweisamkeit. Lassen Sie sich diese Erfahrung nicht entgehen. Wenn es mit dem Stillen nicht richtig klappen will, suchen Sie Rat bei Ihrer Nachsorgehebamme oder in einer Stillgruppe.

Verwöhnprogramm für Mamas   97

> Bereiten Sie aus den Kräutern, Fenchelsamen, Sesamsamen und dem Wasser ein Kräuteröl zu (siehe Grundrezept auf Seite 112). Nach dem Abkühlen fügen Sie Jasmin- und Schwarzkümmelöl zu.
> Geben Sie etwas angewärmtes Öl in Ihre Hände und massieren Sie mit langen Streichbewegungen vom Leib zur Brust hin, dabei die Brust selbst aussparen.

Massageöl zum Abstillen

Eine regelmäßige Massage mit dieser Ölmischung hilft, die Milchmenge zu reduzieren.
Sie brauchen: 100 ml Sonnenblumen- oder Kokosnussöl | 5 Tropfen ätherisches Salbeiöl | 3 Tropfen Ingweröl

> Das Basisöl gut mit den ätherischen Ölen vermischen.
> Wärmen Sie die Ölmischung mithilfe eines Wasserbads oder Stövchens an und massieren Sie damit vom Bauch zur Brust hin; lassen Sie die Brust selbst dabei aber aus.

TIPP

Zusätzlich helfen Ingwer und Salbei als Tee oder Gewürz beim Abstillen.

GU-ERFOLGSTIPP   MILCHSTAU UND BRUSTENTZÜNDUNG

Aus einem Milchstau kann sich eine schmerzhafte Brustentzündung (Mastitis) entwickeln. Das beugt vor und hilft:
> Die Brust vollständig entleeren.
> Oft kann durch rechtzeitiges Hochbinden der Brust und Abpumpen der Milch ein Stau noch verhindert werden.
> Bei Milchstau am besten ebenfalls abpumpen. Hilft das nicht, ist ärztliche Hilfe nötig.
Eine Entzündung an der Brustwarze ist unangenehm und kann sogar eine größere Entzündung auslösen.
> Hat die Brustwarze Schrunden und Risse, pumpen Sie die Milch ab oder stillen Sie mit einem so genannten Brusthütchen (aus der Apotheke oder dem Sanitätshaus).
> Auch das hilft: Aloe-vera-Gel mit etwas Kurkumapulver mischen und auftragen.
> Beruhigt: Die Brust mit lauwarmem Kamillentee waschen.

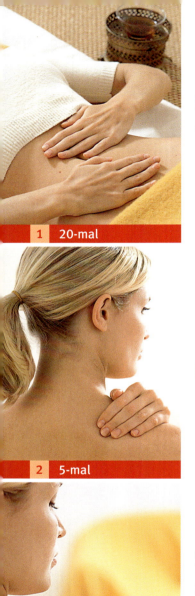

Bauchmassage

Wirkt entblähend, lindert Unruhe und Angst, festigt Gewebe und Muskeln.

> Legen Sie sich in Rückenlage auf die Unterlage. Decken Sie sich gut zu. Das angewärmte Öl steht griffbereit.

> Schließen Sie die Augen und liegen Sie einfach nur locker da. Spüren Sie, wie der Atem durch Ihren Körper fließt.

> Tauchen Sie Ihre Fingerspitzen ins Öl. Streichen Sie im Uhrzeigersinn in einer immer größer werdenden Spirale um den Nabel.

> Beginnen Sie immer wieder beim Bauchnabel mit der Spiralbewegung, bis Ihr ganzer Bauch gut eingeölt ist.

> Legen Sie die rechte Hand flach an die rechte Bauchseite. Massieren Sie den Bauch mit sanften, kreisförmigen Streichbewegungen ein paar Mal im Uhrzeigersinn.

1 > Nun kommt die linke Hand dazu: Wenn die rechte Hand an der rechten Bauchseite ankommt, beginnt die linke an der linken Seite mit kreisförmigen Streichbewegungen: Während die rechte Hand nach oben streicht, gleitet die linke nach unten – und umgekehrt. Führen Sie beim Überkreuzen einfach eine Hand über die andere.

> Kreisen Sie etwa 20-mal mit beiden Händen, dann 7-mal mit der rechten.

> Zum Schluss legen Sie beide Hände übereinander auf den Bauch.

Schulter- und Nackenmassage

Löst Verspannungen im Nacken und in der Schulterpartie.

> Stellen Sie das angewärmte Öl bereit. Setzen Sie sich bequem auf die vorbereitete Unterlage.

> Wiederholen Sie jeden Ablauf 5-mal, ehe Sie weitermachen.

> Richten Sie Ihren Oberkörper auf. Atmen Sie ein, und ziehen Sie die Schultern bewusst hoch. Lassen Sie beim Ausatmen die Schultern fallen. Dabei können Sie stöhnen oder seufzen.

Verwöhnprogramm für Mamas 99

> Ölen Sie Ihre Hände ein. Umfassen Sie mit der linken Hand die rechte Seite Ihres Halses. Streichen Sie langsam über die rechte Schulter zum Oberarm.

2 > Legen Sie die Fingerspitzen der linken Hand rechts an den Halsansatz. Massieren Sie fest in kleinen Kreisbewegungen zur Schulter hin.

3 > Legen Sie dann die linke Hand locker auf die rechte Schulter. Streichen Sie mit dem Daumen etwas fester als zuvor vom Halsansatz über die Muskulatur bis zur Schulter.

> Zum Schluss streichen Sie mit der flachen Hand die Schulterpartie aus.

> Nun massieren Sie entsprechend die linke Seite.

Entspannendes Bad

Ein Bad als Höhepunkt Ihres Verwöhnprogramms unterstützt die Wirkung der Massage und löst noch vorhandene Verspannungen.

> Verrühren Sie 1 Esslöffel Oliven- oder Sesamöl mit 5 Tropfen ätherischem Öl. Wählen Sie die Öle so aus, dass Ihr Bad beruhigend oder anregend ist (siehe Tabelle ab Seite 118).

> Geben Sie die Ölmischung ins Badewasser, das während der Massage eingelaufen ist, und tauchen Sie ein in die wohlige Entspannung. Das Wasser sollte nicht wärmer als 38,5 °C sein (Badethermometer), um den Kreislauf nicht zu stark belasten.

> Bleiben Sie nicht länger als 20 Minuten in der Wanne. Steigen Sie langsam aus und halten Sie sich dabei fest.

> Nach dem Bad trocknen Sie sich ab und tragen die vorbereitete Peelingpaste am ganzen Körper auf (siehe Seite 102). Lassen Sie die Paste kurz einwirken und waschen Sie sie anschließend in kreisenden Bewegungen mit einem Waschlappen ab.

> Das zugegebene Öl pflegt schon beim Baden Ihre Haut. Wenn Ihre Haut allerdings sehr trocken ist, cremen Sie sich nach dem Peeling noch mit einer Lotion ein. Oder Sie pflegen Ihre noch feuchte Haut mit einem Öl beziehungsweise einer Ölmischung

---

»GESUNDER EGOISMUS«

Denken Sie einmal nur an sich – und vergessen Sie alles, was Sie vielleicht über die Eigenschaften einer »guten Mutter« gehört haben: Sie müssen sich nicht bis zur völligen Erschöpfung für Ihre Familie aufopfern; im Gegenteil, schließlich müssen Sie zwischendurch immer wieder reichlich Kraft, Ausdauer und Geduld schöpfen, die Sie für Ihre Aufgabe als Mutter brauchen.

Schönheitspflege ganz natürlich

Die hormonellen Umstellungen in der Schwangerschaft und nach der Entbindung fordern die Frau »mit Haut und Haar« – kein Wunder, dass die meisten Frauen jetzt auch Veränderungen ihres Äußeren feststellen. Besondere Pflege scheint aber gerade jetzt oft gar nicht möglich zu sein: Viele haben in den ersten Monaten nach der Geburt kaum Zeit für sich und ihren Körper – vom Schönheitsschlaf einmal ganz zu schweigen. Dennoch sollten Sie jetzt auf ein kleines, wirksames Pflegeprogramm nicht verzichten; umso eher fühlen Sie sich wieder rundum wohl. Auf den folgenden Seiten finden Sie Vorschläge, wie Sie Ihren Körper jetzt pflegen und verwöhnen können.

Den Körper von Ballast befreien

Den Körper auch von innen gründlich zu reinigen tut durch und durch gut und ist zudem die Voraussetzung für eine wirksame Pflege von Haut und Haar. Eine entschlackende Massage kann da wahre Wunder bewirken.

Spargelöl zum Entschlacken

Eine Massage mit diesem Öl wirkt entschlackend und reinigend. Das Rezept stammt vom Heilpraktiker H. Wagner.

Sie brauchen: 1 kg weißen Spargel | 4 Liter Wasser | 1 Liter Sesamöl

> Den Spargel waschen, aber nicht schälen, und in kleine Stücke schneiden. Mit dem Wasser aufkochen. Bei mittlerer Hitze weitersprudeln lassen.

> Nach 2 bis 4 Stunden hat sich der Sud auf 1 l reduziert. Gießen Sie ihn durch ein Tuch ab und lassen Sie ihn abkühlen.

> Nun das Sesamöl hinzufügen, alles wieder zum Kochen bringen und unter gelegentlichem Umrühren leise weiterkochen lassen, bis das gesamte Wasser verdampft ist. Das dauert noch einmal zwischen 2 und 4 Stunden.

SCHWARZKÜMMELÖL

Bereits die alten Ägypter wussten um die stimmungsaufhellende, tief reinigende und vitalisierende Wirkung dieses Schönheits- und Heilmittels. Schwarzkümmelöl fördert den Milchfluss und reguliert die Verdauung. Man sagt ihm sogar eine heilende Wirkung bei Allergien, Asthma bronchiale und Neurodermitis nach. Das wohlriechende Öl eignet sich für Ganzkörpermassagen ebenso wie für Teilmassagen (siehe Seite 98 und 114).

ENTSCHLACKEN MIT AYURVEDA

Hier einige zusätzliche Tipps aus dem Ayurveda. Bedenken Sie aber: Wenn der Körper während der Stillphase zu stark entgiftet, kann sich das unter Umständen nachteilig auf die Muttermilch auswirken.

> Trinken Sie über den Tag verteilt kleine Schlückchen abgekochtes, heißes Wasser.
> Vor dem morgendlichen Zähneputzen 1 Esslöffel biologisches Sesamöl 5–10 Minuten lang »kauen« und durch die Zähne ziehen. Das Öl anschließend nie herunterschlucken, sondern ausspucken. Danach den Mund ausspülen und die Zähne putzen. Beim »Ölziehen« werden Giftstoffe und Schlacken aus dem Mundraum entfernt.
> Vor den Mahlzeiten ein Glas Ingwertee trinken. Dafür 1 TL frischen geraspelten Ingwer kurz in 200 ml Wasser aufkochen.

> Wenn sich eine Haut bildet und das Öl nur noch wenig sprudelt, ist es fast fertig. Überwachen Sie es jetzt besonders gut, da der Sud ganz plötzlich am Topf anbrennen kann.
> Das Spargelöl ist fertig, wenn ein Wassertropfen mit einem krachenden Geräusch auf der Oberfläche zerplatzt.

Für Haut und Haar

Meist braucht die Haut nach einer Entbindung mehr Pflege. Ein bewährtes Mittel zur Hautpflege ist Naturerde oder Lehm. Äußerlich angewandt wirkt Lehm antibakteriell und entgiftend, festigt das Gewebe und bindet Gerüche. Das Schönheitsmittel aus der Natur enthält außerdem viele wertvolle Mineralstoffe.

Grundrezept Paste aus Naturerde

Pflegt die Haut, festigt das Gewebe.
Sie brauchen: 200 g feinpulvrige grüne Naturerde aus Südfrankreich (Reformhaus) | 50 ml abgekochtes Wasser | 10 ml Nachtkerzenöl | 3 Tropfen ätherisches Sandelholzöl | 3 Tropfen Weihrauchöl

> Die Naturerde mit dem abgekochten Wasser zu einer geschmeidigen Paste mischen. Nachtkerzen-, Sandelholz- und Weihrauchöl zugeben und alles gut verrühren.

WICHTIG
Wenn die Lehmmasse antrocknet, kann die Haut leicht jucken oder brennen. Dies ist ein Zeichen der positiven Wirkung des Lehms. Sollten Sie es jedoch als zu unangenehm empfinden, waschen Sie die Packung bitte sofort ab. Eine Massage mit Lehm wirkt kühlend und sollte deshalb nicht in der kalten Jahreszeit angewendet werden.

Massage mit Naturerde

› Massieren Sie die Naturerde-Paste (Rezept siehe Seite 101) portionsweise mit der Hand zügig in den gesamten Körper ein.

› Die Paste mit warmem Wasser wieder abspülen und die Haut nach Belieben eincremen.

Naturerde-Ganzkörperpackung

Pflegt die Haut am ganzen Körper. Zutaten und Zubereitung wie bei der »Massage mit Naturerde«.

› Bereiten Sie einen Platz vor, an dem Sie die Packung im Liegen einwirken lassen können (siehe auch Seite 111).

› Bitten Sie eine zweite Person, Ihnen beim Auftragen der Paste zu helfen.

› Streichen Sie die Paste nun mit der Hand messerrückendick auf den ganzen Körper. Beginnen Sie bei den Füßen und arbeiten Sie sich nach oben vor. Legen Sie sich in ein Badetuch gewickelt und warm zugedeckt hin.

› Nach 15 entspannenden Minuten waschen Sie die Packung mit viel warmem Wasser ab. Reiben Sie dann Ihren Körper nochmals mit Öl oder Creme ein.

TIPP
Sie können das Körperpeeling noch mit 1 TL Nachtkerzenöl verfeinern, das hormonell ausgleichend wirkt.

Körperpeeling

Dieses Peeling wirkt durch das Wacholderpulver entgiftend, die Bockshornkleesamen pflegen die Haut.

Sie brauchen: 100 g Kichererbsen- oder Dinkelmehl | 10 g gemahlene Bockshornkleesamen | 10 g Wacholderpulver | 10 ml Mineralwasser | 10 ml Basisöl Ihrer Wahl (siehe Tabelle ab Seite 118)

› Verrühren Sie alle Zutaten zu einer geschmeidigen Paste.

› Massieren Sie dann die Paste in die gereinigte Haut ein; kurz einwirken lassen und mit reichlich klarem Wasser wieder abspülen.

› 1- bis 2-mal wöchentlich anwenden.

Massageöl für schönes Haar

Lindert den hormonbedingten Haarausfall im ersten Jahr nach der Geburt eines Kindes.

Sie brauchen: 30 ml Sesamöl | 2 Tropfen ätherisches Sandelholzöl | je 1 Tropfen Rosmarinöl und Thymianöl

> Vermischen Sie das Sesamöl gut mit den ätherischen Ölen.
> Massieren Sie die Ölmischung 5 Minuten in die Kopfhaut ein. Anschließend mit einem milden Shampoo wieder auswaschen und das Haar wie gewohnt weiter pflegen.

»Wash, Peeling and Care«

»WaPee-Care« ist ein von der Autorin entwickeltes Produkt, das Reinigung, Peeling und Pflege vereint. Hier eine einfache Rezeptversion zum Selbstmachen.

Sie brauchen für die Wasserphase: 1 g getrocknete Yuccawurzel | 1 g Seifenwurzel (Saponaria officinalis) | 30 ml Calendula- oder Hamamelistinktur

Sie brauchen für die Fettphase: 80 ml Sonnenblumenöl | 20 ml Jojobaöl | 15 ml Hanföl | 10 Tropfen Grapefruitkern-Extrakt | 15 Tropfen Copaiba-Öl oder 15 Tropfen natürliches Vitamin E (Alpha-Tocopherol)

Sie brauchen für die Schlussphase: 1 EL Jojobaperlen oder 1 EL Olivengranulat | 10 Tropfen Orangenöl | 5 Tropfen Zypressenöl

> Für die Wasserphase die Wurzeln über Nacht in 300 ml Wasser einweichen. Am nächsten Tag leise kochen, bis nur noch 150 ml Flüssigkeit übrig sind. Abkühlen lassen, abgießen und die Tinktur einrühren.
> Wasserphase und alle Zutaten der Fettphase jeweils in einem feuerfesten Glas im heißen Wasserbad auf etwa 65 °C erwärmen.
> Wasserphase unter ständigen Rühren in die Fettphase einarbeiten (nie umgekehrt!). Danach auf einem kalten Wasserbad auf 35 °C abkühlen lassen.
> Jojobaperlen und ätherische Öle einarbeiten; in Tiegel abfüllen.
> Die WaPee-Care vor dem Duschen oder Baden kreisend in die angefeuchtete Haut einmassieren und gleich wieder abwaschen.

GU-ERFOLGSTIPP

SCHWARZER SESAM

Highlight unter den Sesamsorten ist das Öl der schwarzen Sesamsaat. Es schenkt Kraft und Vitalität, stärkt die Knochen und fördert die Regeneration des Hautbildes. Für ein Verwöhnöl mischen Sie 5 ml Schwarzer-Sesamöl mit 30 ml Sonnenblumen- oder hellem Sesamöl und erwärmen es vor der Massage im Wasserbad langsam auf Körpertemperatur.

Zurück zur Figur

Das Baby ist da, die Figur ist weg. So kommt es zumindest vielen Frauen vor, die gerade Mutter geworden sind. Busen und Bauch, Taille, Hüfte und Oberschenkel: Alles ist ein bisschen »aus den Fugen geraten«. Dass sich das Körpergewebe in der Schwangerschaft ausdehnt, ist ein ganz natürlicher Vorgang. Nach der Geburt stellt sich der Hormonhaushalt dann erneut um: Genau jetzt können Sie das Gewebe unterstützen, wieder fester zu werden. Beginnen Sie deshalb am besten noch im Wochenbett mit vorsichtigem Figurtraining, das in erster Linie der Kräftigung von Bauch- und Beckenbodenmuskulatur dient. Parallel dazu wird mit sanften Übungen die Rückbildung der Gebärmutter gefördert.

Wochenbett-Gymnastik

Wenn die Geburt komplikationslos verlaufen ist, können Sie mit den nachfolgenden Übungen bereits am zweiten Tag nach der Entbindung – idealerweise im Bett – beginnen.

Beckenboden kräftigen

› Legen Sie sich auf den Bauch, die Arme liegen entspannt neben dem Körper am Boden.

› Versuchen Sie, gleichzeitig Ihren Kopf und beide Beine ein wenig vom Boden zu heben. Halten Sie die Position und zählen Sie dabei bis sieben.

WICHTIG
Achten Sie darauf, dass Ihr Nacken eine Linie mit der Wirbelsäule bildet. Ziehen Sie dazu das Kinn etwas Richtung Brust. So beugen Sie Problemen mit Nacken und Halswirbelsäule vor – das ist besonders wichtig, wenn solche Beschwerden schon bestehen.

1

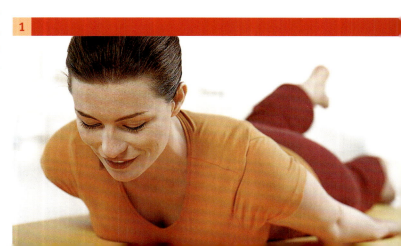

> Kopf und Beine langsam wieder senken. Die Übung 10-mal wiederholen.

VARIANTE: Wenn Ihnen das gleichzeitige Anheben noch zu schwer fällt, heben Sie Kopf und Beine abwechselnd. Beim nächsten Mal steigern Sie sich, indem Sie gleichzeitig mit dem Kopf abwechselnd nur ein Bein anheben. **1**

Bauchmuskeltraining

> Legen Sie sich auf den Rücken, die Arme liegen locker neben dem Körper.
> Heben Sie nun Kopf und Beine gleichzeitig an – so weit, wie es Ihnen angenehm ist. 5-mal wiederholen.

Bauch und Beckenboden

> Stellen Sie in Rückenlage Ihre Füße so auf, dass Ober- und Unterschenkel einen rechten Winkel bilden.
> **2** Heben Sie das Becken an, so dass der untere Rücken und der Po etwas vom Boden abheben.
> Halten Sie die Stellung einige Sekunden. Versuchen Sie dabei, die Pomuskeln anzuspannen.
> Senken Sie den Po wieder ab und entspannen Sie sich kurz.

TIPP
Steigern Sie nach Gefühl die Wiederholungszahlen von Mal zu Mal.

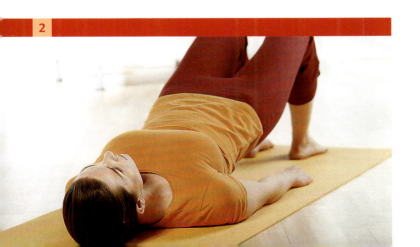

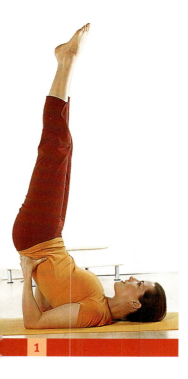

1

Sanfte Yogaübungen

Wenn die Geburt bereits ein paar Wochen zurückliegt, können Sie mit angenehmen Yogaübungen auf einer warmen, aber nicht zu weichen Unterlage beginnen.

Die Kerze (sarvangasana)

Diese Übung stärkt den Beckenboden und hilft auch gegen Hämorrhoiden, Inkontinenz und Gebärmuttervorfall.

1
› In Rückenlage Beine und Po zur Kerze nach oben strecken, so dass Sie nur noch auf dem oberen Teil des Rückens liegen. Die Hände stützen die Taille. Der Po ist dabei fest angespannt.

› Bleiben Sie ungefähr 10 Sekunden in dieser Stellung (Kerze). Mal entspannen Sie dabei die Gesäßmuskeln, mal spannen Sie sie fest an – in gleichmäßigem Rhythmus.

› 10- bis 30-mal wiederholen.

Heuschreckenhaltung (shalabhasana)

Stärkt Bauch und Beckenboden; gut gegen Speck an Hüften und Taille.

› Legen Sie sich flach auf den Bauch, die Hände liegen unter Ihren Oberschenkeln.

› Atmen Sie ein und halten Sie die Luft an. Heben Sie nun langsam zuerst das ausgestreckte rechte Bein an, dann das linke. Bleiben Sie einige Sekunden in dieser Stellung. Noch wirksamer, aber auch etwas anspruchsvoller ist dieser Bewegungsablauf, wenn Sie beide Beine gleichzeitig gestreckt anheben.

› Während Sie ausatmen, senken Sie die Beine wieder zum Boden.

2
› Heben Sie mit dem Einatmen langsam den Oberkörper, ohne die Hände zu Hilfe zu nehmen. Die Kraft kommt nur aus dem Taillenbereich. Halten Sie die Position kurz.

› Atmen Sie aus und kehren Sie in die Ausgangsposition zurück.

› 5- bis 7-mal wiederholen. Danach kurz in Bauchlage entspannen.

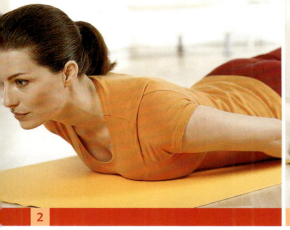 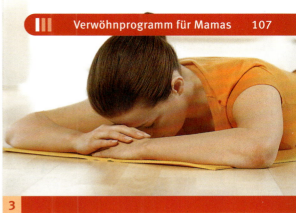

Die Delfinhaltung (makarasana)

Diese Übung wirkt überaus beruhigend und entspannend.

3
> Legen Sie sich auf den Bauch. Ihre Stirn ruht auf Ihren übereinanderliegenden Händen. Die Beine sind gestreckt und fallen locker zur Seite.
> Lassen Sie Ihren Atem ruhig und entspannt fließen. Erspüren Sie bewusst den Bodenkontakt Ihres Körpers.
> Versuchen Sie, 15 Minuten in dieser Haltung zu verweilen. Lassen Sie die Gedanken dabei vorüberziehen wie Wolken; grübeln Sie nicht.

Entspannungs-Sitzübung (vajrasana)

> Sie sitzen aufrecht und mit gestreckten Beinen am Boden.

4
> Winkeln Sie nacheinander Ihre Beine an. Ziehen Sie mit einer Hand die Fersen dicht unter Ihren Po, so dass Sie nun auf den Fersen knien. Kopf, Schultern und Po bilden dabei eine senkrechte Linie.
> Ihre Hände liegen locker mit nach oben gerichteten Handflächen auf den Knien.
> Schließen Sie die Augen. Spüren Sie, wie die Luft beim Atmen in Ihren Körper strömt und wieder hinaus fließt.
> Verweilen Sie einige Minuten in dieser Haltung.

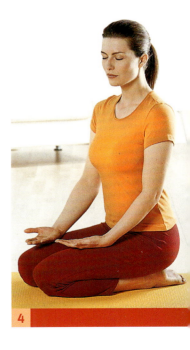

Ernährung für junge Mütter

In Indien wird die Mutter in der Zeit nach der Geburt nicht nur mit Massagen und Bädern, sondern auch mit speziell abgestimmten Speisen verwöhnt. Denn im Ayurveda spielt die gesunde Ernährung eine wichtige Rolle. Man achtet genau darauf, was die Mutter zu sich nimmt und dementsprechend über die Muttermilch an ihr Baby weitergibt. Schließlich wird bereits jetzt das Essverhalten des Kindes geprägt.

Essen als Genuss und Therapie

Wohlschmeckend, gesund und sättigend zugleich – so sollte eine ideale Mahlzeit aussehen. Bei einer Ernährung nach der Lehre des Ayurveda kommt nichts davon zu kurz. Das Essen wird dabei gezielt therapeutisch eingesetzt – auch für Wöchnerinnen gibt es Ratschläge und Rezepte, die Mutter und Kind in besonderer Weise gerecht werden. Da im Ayurveda jedoch die Ernährung auf den individuellen Typ eines jeden Menschen abgestimmt wird, würde es den Rahmen dieses Buches sprengen, dies umfassend zu beschreiben. Im Anhang finden Sie deshalb Buchempfehlungen zur ayurvedischen Ernährung (siehe Seite 122). Als kleine Ideen-Fundgrube erhalten Sie im Folgenden jedoch einige allgemeine Ratschläge für die Ernährung nach der Geburt.

Leicht und vitaminreich

Grundsätzlich sollten Sie blähende Kost meiden, vor allem alle Kohlsorten. Ihre Mahlzeiten sollten leicht verdaulich und nicht zu fettreich sein. Wählen Sie für den täglichen Speiseplan vor allem frisches Gemüse und Obst der Saison.

Fleisch darf auf den Tisch

Ayurvedisch essen heißt nicht unbedingt vegetarisch essen. Viele Inder essen zwar kein Fleisch, sie tun das aber nicht etwa, weil die ayurvedische Ernährung den Fleischgenuss verbietet. Ab und zu dürfen Sie also ruhig zugreifen – auch wegen des leicht verwertbaren Eiweißes und der enthaltenen Mineralstoffe. Halten Sie sich dabei an helles Fleisch und frischen Fisch.

MÖGLICHST BIO
Greifen Sie gerade in der Stillzeit gezielt auf Lebensmittel aus kontrolliert biologischem Anbau zurück. Denn Ihr Baby nimmt über die Muttermilch alle Bestandteile Ihrer Nahrung auf – leider auch Pestizide und Co, die in Nahrungsmitteln aus konventionellem Anbau enthalten sind.

Verwöhnprogramm für Mamas 109

Ausgewogen kochen mit Ghee

Weder Völlerei noch eine Fastenkur sind nach einer Entbindung angesagt. Eine wertvolle Bereicherung für die ausgewogene Ernährung ist Ghee, das ayurvedische Butterfett; damit zubereitete Speisen sind leichter verdaulich. Außerdem ist Ghee blutreinigend, stärkt das Immunsystem und fördert den Milchfluss bei der stillenden Mutter. Das Rezept für Ghee finden Sie auf Seite 37.

Ananasgemüse nach Dr. Christa Dandekar

Ein Ayurveda-Gericht speziell für Wöchnerinnen: Ananas wirkt entwässernd, der Vollrohrzucker enthält das wichtige Eisen.

Sie brauchen: 1 große Zwiebel | ½ TL gelbe Senfkörner | 1 EL Ghee | ½ TL Kurkuma | 1 große Dose Ananasstücke | 1 EL gemahlener Koriander | 2 TL edelsüßes Paprikapulver | 200 g Naturjoghurt | 1 EL Vollrohrzucker | 100 g Kokosraspel | evtl. Salz

> Die Zwiebel schälen und in dünne Scheiben schneiden.
> Senfkörner im Ghee erhitzen, bis sie springen. Kurkuma und Zwiebeln zugeben und so lange braten, bis die Zwiebel goldgelb ist. Den Topf vom Herd nehmen.
> Abgetropfte Ananasstücke, Koriander und Paprikapulver mischen, in den Topf geben und gut umrühren. Kurz aufkochen lassen.
> Restliche Zutaten zugeben und nach Belieben leicht salzen.

GU-ERFOLGSTIPP   AROMATISCHE KRÄUTERÖL-KONZENTRATE

Gesunde und wohlschmeckend zu kochen, das ist in den ersten Monaten nach der Geburt nicht immer einfach. Schließlich muss erst eine neue Struktur für bislang gewohnte Tagesabläufe gefunden werden. Eine kleine Hilfe können aromatische Kräuteröl-Konzentrate zur Verfeinerung von Salaten und warmen Speisen sein. Bei dem neuen, geschützten Herstellungsverfahren werden getrocknete Pflanzenteile mit geschälter Ölsaat schonend kaltgepresst; das Aroma verflüchtigt sich nicht – wie etwa beim ätherischen Öl. Die Kräuteröl-Konzentrate eignen sich auch für äußere Anwendungen. Mischen Sie zum Beispiel 1 EL davon mit 50 ml warmem Sesamöl für eine entspannende und hautpflegende Ölmassage.

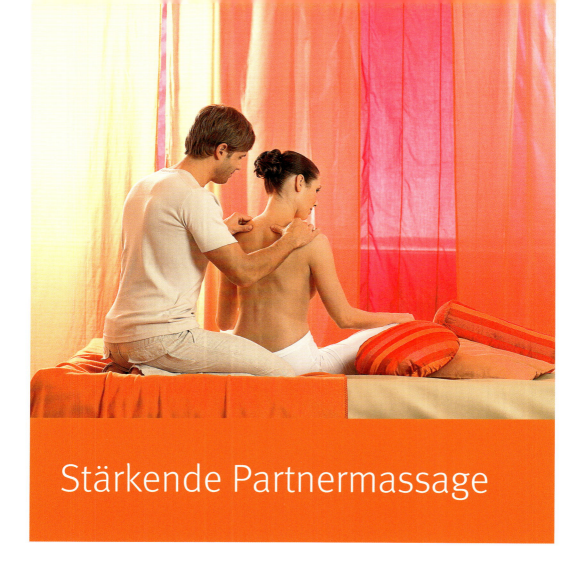

Stärkende Partnermassage

Am Ende der Schwangerschaft und nach der Geburt klagen viele Frauen über müde, schwere Beine. Da kommt eine entstauende Massage für die Beine gerade recht. Doch auch für den Rücken sind die letzten Monate der Schwangerschaft und die Zeit danach eine sehr starke Belastung. Und das liegt nicht nur an den ungewohnten Baby-Pfunden: Auch viele alltägliche Bewegungsabläufe verändern sich – zuerst durch die »neuen« ungewohnten Körperformen, dann durch das Baby, das ständig herumgetragen werden

Stärkende Partnermassage 111

möchte. Dadurch sowie durch den Perfektionsdrang, immer alles schaffen zu wollen, entstehen häufig Verkrampfungen in der Rückenmuskulatur, die mit einer sanften Rückenmassage wohltuend gelöst werden können.

Entspannende Streicheleinheiten können natürlich auch eine gute Freundin, die Schwester oder die Mutter geben. Wenn jedoch der frischgebackene Vater Hand anlegt, wirkt sich eine Massage nicht nur positiv aufs Gemüt aus, sondern auch auf die Partnerschaft. Die folgenden Ratschläge richten sich daher vor allem an die Männer. Doch bevor es losgehen kann, sind noch einige Vorbereitungen zu treffen.

Vorbereitung der Massage

Ihre Partnerin kann zum Massieren auf einer Liege, einem nicht zu weichen Bett oder dem Boden liegen. Breiten Sie darauf unbedingt eine Woll- oder Heizdecke aus und legen Sie darüber noch einmal ein Laken. Decken Sie Ihre Partnerin an den Körperteilen, die Sie gerade nicht massieren, mit einem großen, wenn möglich angewärmten Handtuch zu, damit sie nicht friert. Bedenken Sie dabei, dass Flecken von Massageölen oft nur durch Auskochen wieder zu entfernen sind.

Süße Träume, liebe Mama!

Wenn die Erschöpfung der jungen Mama sehr groß ist, schläft die so Verwöhnte aus purer Entspannung wahrscheinlich schon nach den ersten Berührungen ein. Lassen Sie sich davon nicht irritieren und massieren Sie einfach weiter – auch im Schlaf werden die Berührungen Ihrer Partnerin guttun. Wenn die Massierte bis zum Ende der Massage wohlig vor sich hinschlummert, dann geben Sie ihr doch zum Abschluss der Massage einen liebevollen Kuss. Auch wenn Sie dadurch riskieren, dass Ihre Partnerin sich beim nächsten Mal schon allein deswegen schlafend stellt …

FLEXIBEL REAGIEREN

Wenn Sie während der Massage das Gefühl haben, dass Ihre Partnerin an bestimmten Körperstellen besonders sensibel reagiert, sollten Sie darauf auch eingehen und diese Partien länger und intensiver massieren. Sind die Griffe ihr dagegen unangenehm, können Sie die Grifffolge ganz nach Bedarf auch verkürzen beziehungsweise auch einfach ganz weglassen.

Vier starke Öle

Grundrezept für alle Kräuteröle

Sie brauchen: 1 Tasse getrocknete Kräuter (ersatzweise 2 Tassen frische Kräuter) | 4 Tassen Öl | 16 Tassen Wasser

Weichen Sie die getrockneten Kräuter über Nacht im Wasser ein. Am nächsten Tag kochen Sie sie dann mit dem Öl auf (frische Kräuter kommen direkt ins Öl). Das Ganze bei geringer Hitze unter ständigem Rühren mehrere Stunden leise kochen lassen, bis das Wasser vollständig verdampft ist.

Kurkumaöl (Gelbwurzöl)

Sie brauchen: 1 EL sehr fein gemahlenes Kurkumapulver | 30 ml Sesam- oder Kokosnussöl

Das im Handel erhältliche, bereits erhitzte Kurkumapulver müssen Sie nur noch ins angewärmte Öl rühren. Wenn Sie selbst gemahlene Kurkuma verwenden, bereiten Sie das Öl wie Sandelholzöl zu (siehe nachfolgendes Rezept).
Achtung: Kurkuma färbt Haut und Textilien nachhaltig gelb.

Sandelholzöl

Sie brauchen: 125 g Sandelholzpulver | ½ l Wasser | ½ l Öl (in der kalten Jahreszeit Sesamöl; wenn es warm ist, Kokosnussöl)

Sandelholzpulver 15 Minuten im Wasser einweichen. Mit dem Öl in einem Topf unter ständigem Rühren etwa eine Stunde sanft kochen lassen, bis alles Wasser verdunstet ist.

Ringelblumenmazerat

Sie brauchen: 1 großes, bauchiges Glasgefäß mit weiter Öffnung | frische, unbehandelte Ringelblumenblüten (⅓ des Glasvolumens) | Sesam- oder Olivenöl (⅔ des Glasvolumens)

Die Blüten in das Glasgefäß geben und so viel Öl angießen, bis sie vollständig bedeckt sind. Gut verschlossen vier Wochen an einen sonnigen Platz stellen. Täglich schütteln.

Stärkende Partnermassage 113

Fuß- und Beinmassage

Je besser Sie Ihre Massage vorbereiten, umso entspannender wird das Erlebnis für Sie beide sein. Ganz wichtig: Massieren Sie Ihre Partnerin nur dann, wenn Sie selbst entspannt und gut gelaunt sind. Denn die eigene Stimmung überträgt sich unbewusst schnell auf den anderen. Sind Sie gestresst, angespannt oder müde, wird auch Ihre Partnerin diese Signale empfangen und sich unwohl fühlen. Fühlen Sie sich dagegen rundum wohl, wird auch sie sich entspannen können.

> Sorgen Sie für eine angenehme Atmosphäre: Warmes, sanftes Licht und die Lieblingsmusik Ihrer Partnerin unterstützen die Entspannung.
> Breiten Sie die Unterlage für die Massage an einem ruhigen, warmen Platz aus, an dem Sie nicht gestört werden – auch nicht von Ihrem Baby.
> Wärmen Sie das Öl an, das Sie für die Massage ausgesucht haben. Gut eignen sich Bala-Öl (stärkend und aufbauend für Körper und Seele) und das stimmungsaufhellende Schwarzkümmelöl (weitere Mischungen finden Sie links). Eine gute Alternative: eine Massage mit Naturerde (Rezept Seite 102).
> Achten Sie darauf, dass auch Ihre Hände angenehm warm sind (siehe Kasten Seite 49), denn eiskalte Hände wären hier völlig fehl am Platz. Ihre Partnerin könnte sich vor lauter Frösteln nicht mehr entspannen.
> Für die Fuß- und Beinmassage brauchen Sie ein kleines flaches Kissen, auf das Ihre Partnerin den Kopf legen kann.
> Besonders zu empfehlen bei müden und schweren Beinen: Geben Sie etwas ätherisches Steinklee-Öl zum Basisöl. Seine Wirkstoffe steigern die Widerstandskraft der feinen Blutgefäße, was wiederum die Venen entlastet. Auf 100 ml Basisöl kommen 8 Tropfen ätherisches Steinklee-Öl. Auch eine Beinmassage mit Hamamelis- oder Rosskastaniencreme wirkt äußerst wohltuend und entlastend.
> Wiederholen Sie alle auf den nächsten Seiten beschriebenen Griffe bis zu 10-mal. Insgesamt sollte die Massage aber nicht länger als 10 bis 15 Minuten dauern.

WICHTIG
Hat die Frau starke Krampfadern, behandeln Sie bitte die Beine nicht oder verwöhnen sie nur mit ganz sanften Streichungen.

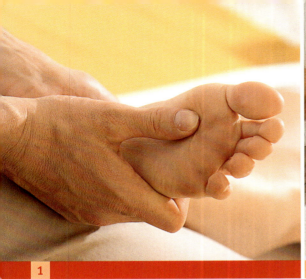 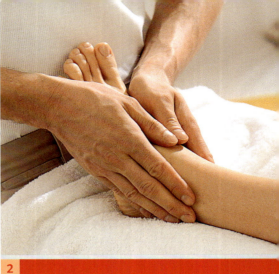

1
2

Fußmassage

› Ihre Partnerin liegt auf dem Rücken. Setzen Sie sich so, dass Sie eines ihrer Beine auf den Schoß nehmen, mit einer Hand ihren Fuß am Gelenk umfassen und mit der anderen die Fußsohle mit eingeölten Händen massieren können.

› Reiben Sie mit der flachen Hand locker über die Fußsohle und achten Sie darauf, ständig Hautkontakt zu halten.

1 › Mit dem Daumen »zeichnen« Sie mit ganz sanftem Druck überall auf die Sohle viele kleine Kreise. Beginnen Sie an der Ferse und arbeiten Sie sich zu den Zehen vor.

› Nehmen Sie jede Zehe einzeln zwischen Daumen und Zeigefinger, und streichen Sie sie nach oben aus. Das sieht dann aus, als ob Sie die Zehe sanft in die Länge ziehen wollten.

› Massieren Sie mit dem Daumen die Punkte über den Zehenzwischenräumen in kleinen Kreisen.

2 › Setzen Sie sich nun so, dass Sie den Fuß mit beiden Händen links und rechts fassen können. Ziehen Sie Ihre Hände – beginnend am Innen- und Außenknöchel – sanft über den gesamten Fuß. Dabei befinden sich die Daumen auf dem Fußrücken, die Finger wandern zur Sohle.

› Streichen Sie in kreisenden Bewegungen mit den Fingerspitzen beider Hände um den Innen- und Außenknöchel.

WICHTIG
Wenn die Knöchel Ihrer Partnerin geschwollen sind, dürfen Sie sie nicht zu fest anfassen oder sogar drücken.

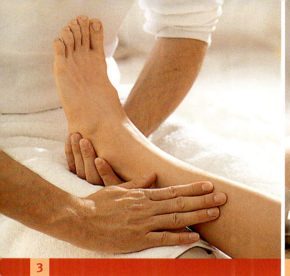
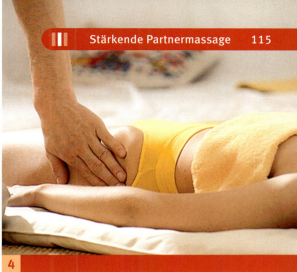

3 4

Beinmassage

3 › Mit einer Hand heben Sie nun die Ferse etwas an. Die andere Hand legen Sie quer zum Schienbein auf das Fußgelenk und streichen mit der Handfläche sanft am Schienbein entlang nach oben zum Knie.

› Vom Knie aus führen Sie Ihre Hand in einer fließenden Bewegung auf die Rückseite des Beines und streichen an der Wade entlang abwärts zur Ferse.

› Setzen Sie sich nun neben Ihre Partnerin auf deren Kniehöhe. Eine Hand greift unter das Knie, die andere massiert es mit sanften, streichenden Kreisbewegungen.

› Anschließend massieren Sie mit der flachen Hand den Oberschenkel. Beginnen Sie an der Beininnenseite oberhalb des Knies. Streichen Sie in einer diagonalen Bewegung aufwärts nach außen zur Hüfte.

4 › Streichen Sie auf der Außenseite des Oberschenkels wieder abwärts. Führen Sie oberhalb des Knies die Hand wieder auf die Vorderseite des Beines, und wiederholen Sie die Bewegung.

› Nun bedecken Sie das Bein mit einem warmen Tuch und wiederholen den Ablauf beim anderen Bein in der gleichen Reihenfolge.

VARIANTE: Wenn Ihre Partnerin gern mit etwas mehr Druck massiert werden möchte, können Sie auch beide Hände übereinanderlegen.

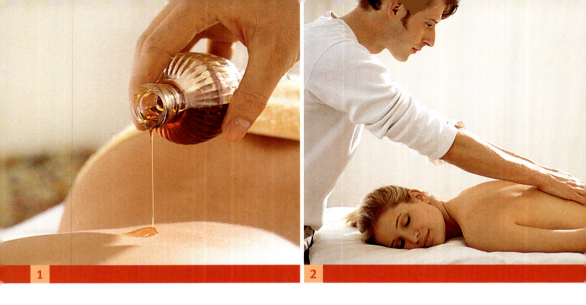

Rückenmassage mit Ölguss

Das »Ölgießen« mit warmem Basis- oder Kräuteröl ist bei dieser Massage besonders angenehm. Allerdings kann es leicht passieren, dass etwas Öl auf die Unterlage fließt. Um Teppich oder Liege vor Flecken zu schützen, können Sie unter das Laken zusätzlich eine Plastikfolie breiten. Wenn nicht anders angegeben, führen Sie die Griffe jeweils 14-mal aus. Sie können sie für eine intensivere Massage aber natürlich auch öfter wiederholen.

› Füllen Sie 50 ml Sesamöl oder ein Öl Ihrer Wahl in ein kleines Fläschchen und wärmen Sie das Öl an (siehe Seite 48 f.).

› Ihre Partnerin liegt auf dem Bauch, die Arme entspannt an der Seite. Sie sitzen auf Kopfhöhe der Frau daneben, so dass Sie ihren ganzen Rücken bequem erreichen können.

1 › Gießen Sie – am Halsansatz beginnend – etwas warmes Öl auf den Rücken. Lassen Sie den Ölstrahl langsam an der Wirbelsäule entlang nach unten bis knapp über das Kreuzbein fließen.

› Streichen Sie dann das Öl langsam mit den flachen Händen von der Mitte zu beiden Seiten hin über den ganzen Rücken. Beginnen Sie dabei am oberen Rücken.

› Diese beiden Schritte – das Ölgießen und das Ausstreichen – wiederholen Sie nun gleich noch einmal.

Stärkende Partnermassage

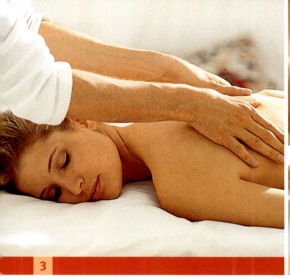
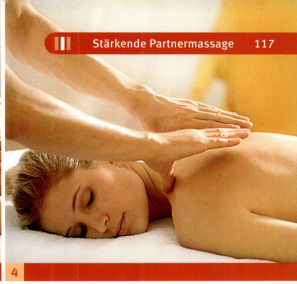

3   4

> › Legen Sie Ihre Hände jetzt leicht auf die Schulterblätter, und verweilen Sie etwa 2 Minuten in dieser Haltung.

2 › Beide Hände liegen nebeneinander auf dem oberen Rücken, die Fingerspitzen zeigen zur Taille. Streichen Sie nun langsam und mit wenig Druck abwärts bis zum Gesäßrand. Dann streichen Sie den unteren Rücken nach links und rechts zu den Seiten hin aus.

3 › Legen Sie die Hände wieder auf den oberen Rücken. Streichen Sie mit den Daumen von dort aus langsam und mit wenig Druck rechts und links der Wirbelsäule hinab bis zum Gesäßrand. Streichen Sie nicht direkt auf der Wirbelsäule.

> › Dann streichen Sie den unteren Rücken seitlich aus. Wiederholen Sie diese Abfolge 7-mal.

4 › Streichen Sie mit beiden Daumen vom Halsansatz nach links und rechts über die Nackenmuskulatur zur Schulter hin. Wenn es Ihrer Partnerin angenehm ist, können Sie dabei auch etwas stärkeren Druck ausüben.

> › Streichen Sie die Nackenmuskulatur mit beiden Händen über die Schultern bis zum Oberarm aus.

> › Zum Schluss wiederholen Sie den bei Bild 2 beschriebenen Griff: Beide Hände streichen zuerst von oben nach unten flach über den Rücken, dann nach links und rechts.

Empfehlenswerte Öle im Überblick

In der Tabelle auf dieser und den nächsten Seiten finden Sie alle im Buch erwähnten Basis- und Kräuteröle sowie eine Auswahl ätherischer Öle, die sich gut zur Massage und Körperpflege für Mutter und Baby eignen.

Lassen Sie sich nicht durch die teilweise recht hohen Preise der ätherischen Öle abschrecken: Sie brauchen ja jeweils nur wenige Tropfen; gerade bei den wertvollsten Ölen, etwa Rosenöl, reicht ohnehin eine winzige Spur. Meist werden die teureren Öle zudem in winzigen Abfüllmengen angeboten, wodurch sie ebenfalls erschwinglich werden. Dort, wo es ätherische Öle gibt, können Sie zudem meist auch Glasstäbchen kaufen, mt denen sich die Kostbarkeiten genau dosieren lassen.

Fette, Öle und Kräuteröle

Basis- und Kräuteröle	Wirkung	Besonderheiten
Avocadoöl	nährend	hoher Vitamin-A-Gehalt, gut für trockene Haut, mineralstoffreich
Bala-Rosen-Öl	stärkend, aufbauend, ausgleichend	spezielles Frauen- und Baby-öl
Borretschsamenöl	hilft bei Hauterkrankungen	
Hanföl	hilft bei Hauterkrankungen, Allergien und Neurodermitis	sehr günstig, aber wirksam; ohne berauschende Inhaltsstoffe
Haselnussöl aus biologischem Anbau	nährend	für trockene Haut geeignet
Johanniskrautöl	wundheilend, nervenstärkend, hilft bei Sonnenbrand und leichten Verbrennungen	Vorsicht, macht die Haut stark lichtempfindlich
Jojobaöl	entzündungshemmend	unbegrenzt haltbar, besonders hautfreundlich, reich an Vitamin E

Empfehlenswerte Öle im Überblick

Basis- und Kräuteröle	Wirkung	Besonderheiten
Kokosnussöl	kühlend, feuchtigkeitsspendend	muss vor Gebrauch verflüssigt werden, beinhaltet natürlichen Lichtschutzfaktor
Kurkumaöl (Gelbwurz)	festigend, entschlackend	traditionelles indisches Babyöl
Macadamianussöl	hautglättend	viel ungesättigte Fettsäuren
Maiskeimöl	nährend	
Mangobutter	nährend	für trockene und sensible Haut
Mandelöl	nährt und pflegt	zieht leicht ein
Nachtkerzenöl	hormonell ausgleichend, beruhigend, hilft bei Neurodermitis	
Neembaumöl	entschlackend, hautpflegend	riecht etwas unangenehm
Olivenöl	pflegend, wundheilend	
Ringelblumenöl	entzündungshemmend, wundheilend, pflegend	sehr gut geeignet für die Babypflege
Sandelholzöl	entzündungshemmend, kühlend, reinigend	
Schwarzkümmelöl	milchbildend, hilft bei Hauterkrankungen und Allergien	
Sesamöl	erwärmend	mineralstoff- und vitaminreich
Sheabutter	feuchtigkeitsspendend, nährend	Hautschmeichler
Sonnenblumenöl	stärkend	für jeden Hauttyp geeignet, hoher Vitamin-E-Gehalt
Weizenkeimöl	nährend, stärkend	reich an Vitamin E
Wildrosenöl	harmonisierend	gut für Babys und Frauen

Ätherische Öle für Baby und Mutter

Fürs Baby	Wirkung
Cajeput	hilft bei Husten und Erkältung, stark antiseptisch
Fenchel	entblähend
Kümmel	entblähend
Lavendel	krampflösend, beruhigend, entspannend
Myrte	hilft bei Husten
Römische Kamille	hilft bei Krämpfen, Magen- und Darmbeschwerden
Rose	harmonisierend, beruhigend, stimmungsaufhellend
Vanille	beruhigend
Zitrone	desinfizierend, fiebersenkend

Für die Mutter	Wirkung
Bergamotte	stimmungsaufhellend
Dill	milchbildend, entblähend
Eisenkraut	milchbildend
Jasmin	milchbildend, hormonell ausgleichend, krampflösend, sinnlich
Kalmus	stoffwechselaktivierend, beruhigend
Lavendel	krampflösend, entspannend, beruhigend
Lemongrass	lymphanregend, gefäßstärkend, verdauungsfördernd, stimmungsaufhellend

Empfehlenswerte Öle im Überblick

Für die Mutter	Wirkung
Melisse	entblähend, beruhigend
Nelke	kräftigt die Gebärmutter, entblähend,
Neroli	stimmungsaufhellend
Rose	harmonisierend, beruhigend, stimmungsaufhellend, sinnlich
Salbei	milchreduzierend, entzündungshemmend
Sandelholz	entzündungshemmend, harmonisierend
Vetiver	stärkend und erdend
Wacholder	entschlackend
Weihrauch	hautstraffend, für einen klaren Kopf

Besondere Öle für besondere Anlässe

Basis- und Kräuteröl	Wirkung
Arganöl (aus Bio-Anbau)	wertvolles Hautöl aus Marokko, Vitamin-E-reich
Cupuacu-Öl	hoher Feuchtigkeitsgehalt, nährend und pflegend
Maracujaöl	für trockene Haut
Noni-Öl	viele Vitamine, sehr hautpflegend, nährend
Paradiesnussöl (aus Bio-Anbau)	besonders hoher Anteil an Spurenelementen
Sanddornkernöl (aus Bio-Anbau)	bei Hautreizungen, sensibler Haut
Schwarzes Johannisbeer-Samenöl	entzündungshemmend, reizlindernd, reich an Hautvitaminen
Traubenkernöl	viele Vitamine, besonders gut für die Haut

Bücher, die weiterhelfen

BABYMASSAGE

Leboyer, F.: **Sanfte Hände. Die traditionelle Kunst der indischen Babymassage;** Kösel Verlag, München

Montagu, A.: **Körperkontakt. Die Bedeutung der Haut für die Entwicklung des Menschen;** Klett-Cotta Verlag, Stuttgart

AYURVEDA

Rosenberg, K.: **Das große Ayurveda-Buch;** GRÄFE UND UNZER VERLAG, München

Schutt, K.: **Ayurveda. Sich jung fühlen ein Leben lang;** GRÄFE UND UNZER VERLAG, München

Zoller, A./Nordwig, H.: **Heilpflanzen der Ayurvedischen Medizin. Ein praktisches Handbuch;** Haug-Verlag, Heidelberg

ERGÄNZENDE THEMEN

(Alle Titel aus dem GRÄFE UND UNZER VERLAG, München)

Buchta, Anneliese: **300 Fragen zu Sex & Partnerschaft**

Cramm, von D./Schmidt, E.: **Unser Baby. Das erste Jahr**

Dorsch, Prof. Dr. med. W./Loibl, M.: **Hausmittel für Kinder**

Fehrenbach, Lisa: **Schwangerschafts-gymnastik (mit CD)**

Gebauer-Sesterhenn, B./Praun, Dr. med. M.: **Das große GU Babybuch**

Gillessen, Dr. med. R./Huft, G. W./Lehnert, S.: **300 Fragen zum Baby**

Grünwald, Dr. J./Jänicke, C.: **Grüne Apotheke**

Guóth-Gumberger, M./Hormann, E.: **Stillen**

Laue, B.: **1000 Fragen an die Hebamme**

Kunze, P./Keudel, Dr. H.: **Schlafen lernen**

Kunze, P./Salamander, C.: **Die schönsten Rituale für Kinder**

Nitsch, Cornelia: **Der Eltern-Führerschein**

Pulkkinen, A.: **PEKiP – Babys spielerisch fördern**

Richter R./Schäfer, E.: **Das Papa-Handbuch**

Schutt, K.: **Massagen**

Stellmann, Dr. med. M.: **Kinderkrankheiten natürlich behandeln**

Trökes A./Grunert, Dr. med. D.: **Das Yoga-Gesundheitsbuch**

Vagedes, Dr. med. J./Soldner, G.: **Das Kinder-gesundheitsbuch**

Wagner, Dr. F.: **Reflexzonen-Massage**

Adressen, die weiterhelfen

KRÄUTER

Kräuterhaus Lindig

Blumenstraße 15, 80331 München,
www.phytofit.de

AYURVEDISCHE PRODUKTE

Ayurveda-Zentrum München

Volkartstr. 32, 80634 München,
www.ayurveda-muenchen.de
Hier erhalten Sie auch Informationen zur ayurvedischen Frauen- und Kinderpflege.

Govinda Versand

Waldstr. 18, 55767 Abentheuer,
www.govindanatur.de

Voormann-Naturkosmetik

Bahnhofstr. 30, 82347 Bernried,
www.voormann-shop.de

BASISÖLE UND ÄTHERISCHE ÖLE

Dr. Junghanns GmbH

Aroma-Kräuteröl-Konzentrate, Kräuteremulsions-
Konzentrate
Landstr. 1, 06449 Groß Schiersted
Email: Dr. Junghanns.GmbH@t-online.de

Maienfelser Naturkosmetik

Basisöle, ätherische Öle, Bio-Hydrolate
Im Burgfrieden 17, 71543 Maienfels,
www.maienfelser-naturkosmetik.com

Rottaler Aromaöle

Georg Effner; Baron-Riederer-Straße 35,
84337 Schönau, www.rottaloele.de

WELEDA AG

Möhlerstraße 3, 73525 Schwäbisch Gmünd,
www.weleda.de

Dr. med. Govin Dandekar

Dr. Madhura Dixit, Halbinselstr. 43,
88142 Wasserburg/Bodensee

AYURVEDISCHE MASSAGEN FÜR WÖCHNERINNEN

Frauenklinik des Roten Kreuzes

Oberschwester Anneliese Kolb, Taxisstr. 3,
80637 München

KURSE IN BABYMASSAGE

Dr. Madhura Dixit

c/o Praxis Dr. Dandekar (Adresse siehe oben)

Auch in vielen Volkshochschulen, Geburtshäusern
und verschiedenen Einrichtungen für Mütter und
Babys werden Kurse in Babymassage angeboten.

KURSE IN WÖCHNERINNENMASSAGE

Das Ayurveda-Zentrum München bietet Weiter-
bildungslehrgänge für Hebammen, Kranken-
schwestern, Physiotherapeuten und Masseure an.

ÖSTERREICH UND SCHWEIZ

Kräuterdrogerie Birgit Heyn

Kochgasse 34, A-1080 Wien

Weleda AG

Dychweg 14, CH-4144 Arlesheim, www.weleda.ch

Register

Sachregister

A

Abendmassage 51, 62 ff.
Allergien 17, 25, 78
Allergietest 34
allergische Reaktion 33
Altersbegrenzung 51
Ananasgemüse 109
Angst 12, 83
Aromatherapie 33, 75
ätherische Öle 33 f., 38, 75,
    120 f.
Atmosphäre 47 f., 51, 113
Ayurveda 14, 19 ff., 36, 40,
    45, 101, 108

B

Baby-Doshas 42 ff.
Babymassage, indische 18 ff.
Babyöl, fertiges 36
Bad 75
Badezusätze 39, 75
Basisöle 33 f., 36, 75, 118 f.,
    121
Bauchschmerzen 77
–, Hausmittel 77
Beinmassage 113, 115
Beschwerden lindern 13
Bilder, innere 92
Bindung 11
Blähungen 77 f.
Brustentzündung 97
Brustwickel 39

D

Depression 94
Dosha-Dominanz 41 f., 44

Doshas 20, 41 f.
Duftlampe 75
Duftwasser 38 f.

E

Eltern-Kind-Beziehung 17
Entspannen 92
Entwicklung 11
Erbrechen 80
Erkältung 80 f.
Ernährung 77, 108
Erschöpfung 94

F

fertiges Babyöl 36
fettige Haut 36
Fieber 51, 78
Frühchen 12 f., 17
Fußmassage 83, 113 f.

G

Gammalinolensäure 82 f.
Gebärmutterrückbildung
    23
Geborgenheit 25
gereiftes Öl 35
geröstete Öle 36
Geruchssinn 33
Gewebe 9 f., 17
Ghee 23, 32, 37 f., 44 f., 109

H

Hände, warme 49
Haut, fettige 36
Haut, hochsensible 12, 38
Haut, trockene 12, 36, 45
Hautreizungen 33
hochsensible Haut 12, 38

Homöopatika 38
Hydrolate 38 f.

I

Indien 16
indische Babymassage 18 ff.
indische Neugeborenen-
    Rituale 26 f.
innere Bilder 92

K

Kapha 20, 41 ff., 44
Kapha-Dominanz 44
Klangschale 61, 74 f.
Kneten 10
Konstitutionstyp 20, 24,
    41 f.
Koordinationsfähigkeit 17
Kopfschmerzen 36
kosmetische Massage 10
Krankheiten 9, 13
Kräuteröle 33 ff., 118 f., 121
Kräuterpasten 32, 36
Kräuterpulver 34
Kräuterqualm 27
Kurkumaöl 23, 36, 44

L

Lakota-Indianer 14 f.
Lymphfluss 23

M

Massage, kosmetische 10
Massage, therapeutische 10
Massagedauer 52
Massagegriffe 10, 32
Massagetechnik 10
Mastitis 97

Medizin, sanfte 35
Melissen-Hydrolat 39
Melkgriff 56 f., 65 f.
Milchbildung 23
Milchstau 97
Morgenmassage 51, 54 ff.
Musik 37, 47
Muskelschmerzen 10
Muskulatur 9 f., 17

N

Naturheilkunde 15 f.
Naturvölker 13 ff.
Neembaumöl 80
Neugeborenen-Rituale,
   indische 26 f.
Neurodermitis 25, 82 f.

O

Öl, gereiftes 35
Öle, ätherische 33 f., 38, 75,
   120 f.
Öle, geröstete 36
Öle, ungeröstete 36
Ölgießen 86, 116
Ölherstellung (Grundregeln)
   35
Orient 16

P

Partnermassage 110 ff.
Pergamenthaut 12
Pitta 20, 41 ff., 44 f.

R

Raumtemperatur 47
Reaktion, allergische 33
Reibemassage 36
Reiben 10
Reisekrankheit 84
Rizinusöl 45

Rückbildung 104
Rückenmassage 111

S

sanfte Medizin 35
Schmerzen 9, 76
Schönheitspflege 100 ff.
Schwarzkümmelöl 100
Selbstbewusstsein 11
Selbstheilungskräfte 9
Sex 95
Sheabutter 12, 24, 27, 45
Sonnenbrand 82
Stillen 92, 96
Stimmungsschwankungen
   94
Streichen 10
Stress 9, 17, 46, 84 f.
Stressfaktoren für das Baby
   84 f.

T

Teilmassage 51
-, Krabbelkinder 68 f.
-, Neugeborene 52 f.
therapeutische Massage 10
Thermalwasser 12
Trägeröle 33 f.
Tridoshalehre 20, 41
trockene Haut 12, 36, 45

U

Udvartana 36
ungeröstete Öle 36
Unruhe 83

V

Vaseline 78
Vata 20, 22, 41 ff., 45, 52
Verdauugsprobleme 77
Verwöhnritual 93, 99

Vorbereitungen 46 ff., 111
Vorbilder 91
Vorteile der Baby-Massage
   17

W

warme Hände 49
Wochenbettdepression 23
Wochenbettgymnastik
   104 f.
Wöchnerinnenmassage 22 f.

Z

Zärtlichkeiten 95
Zweisamkeit 26

Rezeptregister

A

Abstill-Öl 97

E

Entschlackungsöl 100 f.
Entspannungsbad 99

F

Frauenöl 95

G

Ghee 37 f.
Gute-Laune-Öl 95

H

Haaröl 103

I

Im-Reich-der-Sinne-Öl 95

K

Körperpeeling 102
Kraftöl 95
Kräuteröl-Grundrezept 112
Kurkumaöl 112

M
Milchbildungsöl 96 f.

N
Naturerde-Paste 101

R
Ringelblumenmazerat
    Kräuterpaste für Babys 36 f.

S
Sandelholzöl 112
Sandelholz-Rosen-Paste 82
Schwarzer-Sesam-Öl 103
Spezialbalsam für Babys 12

W
WaPeeCare für Frauen 103
– für Kinder 69

Massagen und Übungen für Babys

A
Abendmassage 62 ff.

B
Bauchmassagen 79

K
Klangmassage 74 f.
Kurzmassage für Krabbel-
    kinder 68 f.

M
Massage bei Erkältung 81
Massage gegen Erbrechen
    80
Massagen bei Husten
Morgenmassage 54 ff.

O
Ölguss 86

R
Rückenmassage für Krabbel-
    kinder 70 f.

T
Teilmassage für Neu-
    geborene 53

Y
Yoga 72
Yoga-Atemübungen 73

Massagen und Übungen für Frauen

B
Bauchmassage 98
Beinmassage 115

F
Fußmassage 114

N
Naturerde-Ganzkörper-
    packung 102
Naturerde-Massage 102

R
Rückenmassage 116 f.

S
Schulter- und Nacken-
    massage 98 f.

Y
Yoga 106 f.

Dank

Einen herzlichen Dank an Frau
Dr. med. Christa Dandekar, die
Ayurveda-Ärztinnen Dr. Madhura Dixit und Dr. Lalitha
Babu, Herrn Dr. Ramkumar von
AYURVEDIC TRUST in Kerala
sowie an viele andere Fachleute,
ohne deren Hilfe das Buch in
dieser Form nicht zustande gekommen wäre.

Impressum

© 2009 GRÄFE UND UNZER VERLAG GmbH, München

Alle Rechte vorbehalten. Nachdruck, auch auszugsweise, sowie Verbreitung durch Bild, Funk, Fernsehen und Internet, durch fotomechanische Wiedergabe, Tonträger und Datenverarbeitungssysteme jeder Art nur mit schriftlicher Genehmigung des Verlages.

Programmleitung: Ulrich Ehrlenspiel

Redaktion: Corinna Feicht

Lektorat: Sylvie Hinderberger, München

Layout: independent Medien-Design (Claudia Hautkappe)

Herstellung: Petra Roth

Satz: Christopher Hammond, München

Reproduktion: Repro Ludwig, Zell am See

Druck: Firmengruppe APPL, aprinta druck, Wemding

Bindung: Firmengruppe APPL, sellier druck, Freising

ISBN 978-3-8338-1391-7

1. Auflage 2009

Bildnachweis

Bilderberg: 16, 43 re.; Corbis: 3, 30/31; Getty: 40, 50; GU-Archiv: A. Anders: Cover, 6/7, 46, 54, 55, 62, 63, 64, 65, 66, 67, 71 li., 73, 79, 81, 104, 105, 106, 107, U2, U4 re.; M. Jahreiß: U4 li.; N. Olonetzky: 8, 110; A. Peisl: 53, 56, 57, 58, 59, 60, 61, 69, 70, 71 re., 72, 98, 114, 115, 116, 117; S. Seckinger: 88/89; K. Stiepel: 2, 32; Jump: 90; Picture Press: 76; Wildlife: 43 li. u. Mitte

Umwelthinweis

Dieses Buch wurde auf chlorfrei gebleichtem Papier gedruckt. Um Rohstoffe zu sparen, haben wir auf Folienverpackung verzichtet.

Wichtiger Hinweis

Die Gedanken, Methoden und Anregungen in diesem Buch stellen die Meinung bzw. Erfahrung des Verfassers dar. Sie wurden vom Autor nach bestem Wissen erstellt und mit größtmöglicher Sorgfalt geprüft. Sie bieten jedoch keinen Ersatz für persönlichen kompetenten medizinischen Rat. Jede Leserin, jeder Leser ist für das eigene Tun und Lassen auch weiterhin selbst verantwortlich. Weder Autor noch Verlag können für eventuelle Nachteile oder Schäden, die aus den im Buch gegebenen praktischen Hinweisen resultieren, eine Haftung übernehmen.

Die GU-Homepage finden Sie im Internet unter www.gu-online.de

Liebe Leserin und lieber Leser,

wir freuen uns, dass Sie sich für ein GU-Buch entschieden haben. Mit Ihrem Kauf setzen Sie auf die Qualität, Kompetenz und Aktualität unserer Ratgeber. Dafür sagen wir Danke! Wir wollen als führender Ratgeberverlag noch besser werden. Daher ist uns Ihre Meinung wichtig. Bitte senden Sie uns Ihre Anregungen, Ihre Kritik oder Ihr Lob zu unseren Büchern. Haben Sie Fragen, oder benötigen Sie weiteren Rat zum Thema? Wir freuen uns auf Ihre Nachricht!

GRÄFE UND UNZER VERLAG
Leserservice
Postfach 86 03 13
81630 München

Wir sind für Sie da!
Montag–Donnerstag: 8.00–18.00 Uhr
Freitag: 8.00–16.00 Uhr

Tel.: 0180-5005054*
Fax: 0180-5012054*

*(0,14 €/Min. aus dem dt. Festnetz/ Mobilfunkpreise können abweichen.)

E-Mail: leserservice@graefe-und-unzer.de

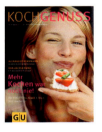
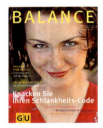

Wollen Sie noch mehr Aktuelles von GU erfahren, dann abonnieren Sie doch unseren kostenlosen GU-Online-Newsletter und/oder unsere kostenlosen Kundenmagazine.

Unsere Garantie

Alle Informationen in diesem Ratgeber sind sorgfältig und gewissenhaft geprüft. Sollte dennoch einmal ein Fehler enthalten sein, schicken Sie uns das Buch mit dem entsprechenden Hinweis an unseren Leserservice zurück. Wir tauschen Ihnen den GU-Ratgeber gegen einen anderen zum gleichen oder einem ähnlichen Thema um.

Ein Unternehmen der
GANSKE VERLAGSGRUPPE